WIE KANN
ICH DICH
HALTEN, WENN
ICH SELBST
ZERBRECHE?

Ulrike Schrimpf

WIE KANN ICH DICH HALTEN, WENN ICH SELBST ZERBRECHE?

Meine postpartale Depression und der Weg zurück ins Leben

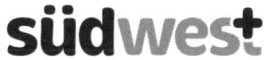

Inhalt

Pelikanmütter! ∼ Vorwort 9

Weiße Nächte ∼ Symptome und Früherkennung 15

Postpartale Depression, was ist DAS denn?
∼ Die Krankheit 28

Du wolltest doch noch ein Kind ∼ Mutterbild
und Somatisierung der Schwangerschaft 38

To have it all ∼ Perfektionismus und
andere Risikofaktoren 56

Geht es der Mutter gut, geht es auch dem Kind gut
∼ Die Behandlung 82

Eine Mutter kann ihrem Kind nichts Wertvolleres
geben als Muttermilch ∼ Stillen als Psychodruck 98

Du bist mir fremd geworden! ∼ Die Rolle von
Angehörigen und Freunden 108

Anders als andere Mütter? ∼ Wieder zu Hause 125

Die armen Kinder! ∼ Kinder von Müttern mit
postpartaler Depression 136

Wie ein Delphin, der aufwärts schwimmt ∼
Der Rückfall 151

Schreibst du mir eine Geschichte? ∼
Es geht mir so gut wie nie zuvor! 158

Bist du VER-RÜCKT? ∼ Noch ein Kind 173

Die im Dunkeln ∼ Von Frauen, die still leiden 181

Epilog ∼ Nachhausekommen 184

Wie Sie Hilfe finden ∼ Tipps für die
Therapeutensuche 190

Mir geht es nicht gut – was kann ich tun? ∼
Leitfaden für Betroffene 195

Meiner Partnerin geht es nicht gut –
was kann ich tun? ∼ Leitfaden für Angehörige
und Freunde 200

Anhang

Quellenverzeichnis 204

Literatur- und Filmverzeichnis 209

Informationszentren, Websites etc. 220

Danke 223

ISBN 978-3-517-08906-5

1. Auflage 2013
© 2013 by Südwest Verlag, einem Unternehmen der Verlagsgruppe
Random House GmbH, 81673 München

Alle Rechte vorbehalten. Vollständige oder auszugsweise Reproduktion, gleich welcher Form (Fotokopie, Mikrofilm, elektronische Datenverarbeitung oder durch andere Verfahren), Vervielfältigung, Weitergabe von Vervielfältigungen nur mit schriftlicher Genehmigung des Verlags.

Hinweis: Das vorliegende Buch ist sorgfältig erarbeitet worden. Dennoch erfolgen alle Angaben ohne Gewähr. Weder Autorin noch Verlag können für eventuelle Nachteile oder Schäden, die aus den im Buch gegebenen Hinweisen resultieren, eine Haftung übernehmen.

Programmleitung: Silke Kirsch
Projektleitung: Esther Szolnoki
Lektorat: Ina Raki
Umschlaggestaltung: zeichenpool, München, unter Verwendung eines Fotos von shutterstock/Reynardt
Illustration auf S. 189: Hana Kuchlerova
Layout und Satz: Nadine Thiel, kreativsatz, Baldham
Druck und Verarbeitung: GGP Media GmbH, Pößneck

Printed in Germany

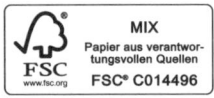

Verlagsgruppe Random House FSC® N001967
Das für dieses Buch verwendete FSC®-zertifizierte Papier *Munken premium cream* liefert Arctic Paper Munkedal AB, Schweden.

www.suedwest-verlag.de

Für
Frau Dr. Claudia Reiner-Lawugger,
Frau Dr. Brigitte Schmid-Siegel
und
Frau Dr. Maria Weissenböck,

drei wunderbare (Fach-)Frauen, die mir – jede auf ihre Art – dabei geholfen haben, als Frau, Mutter und Mensch zu mir zu finden.

Für alle Frauen, die an einer postpartalen Depression erkranken.
Für ihre Angehörigen und Kinder.

»In einer Kultur, die das ›Ich zuerst‹ zum Prinzip erhoben hat, ist Mutterschaft eine Herausforderung.«
Elisabeth Badinter, Der Konflikt: Die Frau und die Mutter[1]

Pelikanmütter!
~ Vorwort

Still, still, still,
Weil's Kindlein schlafen will.
Die Englein tun schön jubilieren,
Bei dem Kripplein musizieren.
Still, still, still,
Weil's Kindlein schlafen will.

Schlaf, schlaf, schlaf,
Mein liebes Kindlein schlaf!
Maria tut dich niedersingen
Und ihr treues Herz darbringen.
Schlaf, schlaf, schlaf,
Mein liebes Kindlein schlaf!

Deutsches Weihnachtslied[2]

Ich sitze im sonnendurchfluteten Zimmer meiner Wiener Therapeutin, Frau Dr. Weissenböck. Wir trinken Kaffee zusammen und lachen. Wie so oft! Wer hätte gedacht, dass es bei der Behandlung einer Depression so viel zu lachen gäbe? Ich nicht.

Frau Weissenböck ist eine wunderbare Frau: warmherzig, offen, originell, zupackend und bodenständig. Genau nach meinem Geschmack! Es war ein Glücksfall, zu ihr zu kommen. So wie vieles, was ich im Rahmen meiner Erkrankung erlebt habe, sich im Nachhinein wie Glück im Unglück anfühlt.

Krise als Chance? Angeblich besteht das chinesische Zeichen für »Krise« aus zwei Teilen: Der eine symbolisiert »Gefahr«, der andere »Chance«. Eine Krise ist also eine gefährliche Chance, hatte mir die behandelnde Ärztin im Wiener Allgemeinen Krankenhaus erklärt, Frau Dr. Schmid-Siegel. Sie ist eine andere außergewöhnliche Frau, der ich dankbar bin für das, was sie in meinem Leben bewegt hat.

»Doch wirklich!«, Frau Weissenböck kichert und nimmt einen Schluck aus ihrer Kaffeetasse. Meine Therapeutin trägt ein knielanges Kleid aus weicher beiger Wolle und einen cremeweißen Schal. Ihre hellblauen Augen blitzen.

»Ich mache immer den Witz, dass Maria auch an einer postpartalen Depression gelitten haben muss. Überlegen Sie mal: ›Schlaf, schlaf, schlaf, / Mein liebes Kindlein schlaf! / Maria tut dich niedersingen‹, was soll das bitte heißen? Niedersingen?! Das hört sich für mein Empfinden ganz schön brutal an. Maria muss auf dem Zahnfleisch gegangen sein.«

Ich muss auch lachen. Frau Weissenböck hat Recht: Ich habe mich schon immer gewundert über den seltsamen Ausdruck in dem sonst so lieblichen Weihnachtslied.

So weit geht sie also zurück, die Geschichte der postpartalen Depression? Bis zu Christi Geburt?

Erstmals offiziell beschrieben wird die Erkrankung 1858 von dem französischen Psychiater Louis Victor Marcé in einem medizinischen Fachbuch mit dem ellenlangen Titel: Die Behandlung der Verrücktheit von Schwangeren, frisch Entbundenen und Stillenden und medizinrechtliche Überlegungen.

Als ich das erfahre, bei einem Vortrag von Frau Dr. Claudia Reiner-Lawugger, meiner behandelnden Ärztin auf der Psychiatrischen Ambulanz der Baumgartner Höhe, bin ich erstaunt: Seit mehr als 150 Jahren ist die Erkrankung schon bekannt? Und so wenig wissen heute die meisten Menschen immer noch über sie?

Auch ich selbst, die ich mich schon immer für Geist und Seele, Psychologie und Neurologie interessiert und zahlreiche Bücher zu den Themen gelesen habe, wusste bis zu meiner eigenen Erkrankung kaum etwas über das Phänomen. Früher hatte ich geglaubt, dass es sich bei Frauen mit postpartaler Depression um einige wenige Mütter handelte, die ihr Kind nicht lieben konnten, es gefühllos oder gar schlecht behandelten und im schlimmsten Fall sogar umbrachten. **Rabenmütter!**

Ich lehne mich zurück und lasse Bilder vor meinem inneren Auge vorüberziehen. Von den ersten Wochen nach der Geburt meines zweiten Sohnes.

Mein überströmendes Glück, als er das erste Mal in meinen Armen lag: »So lange habe ich auf dich gewartet, und jetzt bist du endlich da! Jetzt bist du endlich da!«, dachte ich immer wieder und hielt das zarte Bündel fest umschlungen.

Verschneite Straßen, graue Steinwände einer mir fremden Stadt. Die nicht funktionierende Heizung in unserer neuen Wohnung. Meine zunehmende Sorge um unseren neugeborenen Sohn, der Neurodermitis bekam und bestimmt krank werden würde, bei der dauernden Kälte.

Ein Brand in unserem Wohnhaus und wochenlang der zähe Gestank, der einfach nicht verschwand. Meine wachsende Befürchtung, er könnte der Gesundheit meiner Kinder schaden.

Die Heimreise nach Berlin über Weihnachten, unser kleiner Sohn war gerade sechs Wochen alt. Ich stillte ihn im Schlafwagen, nachts, mit hängenden Schultern. So müde war ich! Mein Lebensgefährte und mein älterer Sohn schnarchten leise.

Das Glück, wieder zu Hause in Berlin zu sein. Die Angst, wieder abfahren zu müssen! Meine zunehmende Ruhelosigkeit. Immer wieder Streit mit meinem Lebensgefährten. Eines Abends der erste Zusammenbruch: Ich schreie und weine, kann nicht mehr aufhören. Lasse mich fallen, auf den Boden, und will nie mehr aufstehen.

Zurück in Wien scheinen die Häuser auf mich herabzustürzen und mich unter sich zu begraben. Immer kürzer werden die Nächte, unterbrochen von immer längeren Stunden der Schlaflosigkeit. Obwohl mein Baby schläft.

Ich beginne, unentwegt vor Angst zu zittern.

Ich habe Angst, meinen Kindern keine gute Mutter zu sein.

Ich habe Angst, meine Beziehung zu ruinieren.

Ich habe Angst, nie mehr etwas Herausforderndes, Interessantes in meinem Leben zu machen.

Ich habe Angst vor dem Schlafen.

Ich habe Angst aufzustehen.

Ich habe Angst, verrückt zu werden.
Ich habe Angst vor dem Leben!
Bei der Erinnerung an diese Zeit schüttelt es mich, und eine Gänsehaut rieselt meinen Rücken hinunter. Ich merke, dass ich unwillkürlich die Augen geschlossen habe.
»Da ist viel passiert in Ihrem Leben! In den letzten Monaten«, Frau Weissenböck lächelt mir zu.
»Hätten Sie gedacht, dass es Ihnen ein halbes Jahr später schon wieder so gut gehen würde?«
Ich muss auch lächeln: »Nein, natürlich nicht! Das hätte ich nicht gedacht.«

Wirft man die Frage in den Raum, woran mehr Mütter erkranken – an einer Brustentzündung oder an einer postpartalen Depression,[3] so kommt immer die gleiche Antwort: Natürlich ist die Brustentzündung viel häufiger!

Tatsächlich liegt die Vermutung nahe: Seit das Stillen in den 1980er-Jahren neu propagiert wurde, weiß fast jeder erwachsene Mensch, was eine Brustentzündung ist. Nur die wenigsten sind jedoch über die postpartale Depression informiert. Allerdings stimmt die Antwort nicht: Während nur 5 Prozent der stillenden Mütter an einer Brustentzündung erkranken, leiden 10 bis 15 Prozent aller Frauen, die ein Kind auf die Welt bringen, an einer postpartalen Depression. Das entsprach in Deutschland im Jahr 2011 bei rund 700 000 Geburten einer Anzahl von 70 000 bis 105 000 Frauen, während nur etwa 35 000 Frauen an einer Brustentzündung erkrankten.

Besonders zwei soziale Gruppierungen sind von der postpartalen Depression betroffen: Es sind einerseits traditionell vor allem sehr junge Mütter aus sozial schwachen Familien, die an der Krankheit leiden, sowie andererseits – und das ist neu – beruflich erfolgreiche Frauen von Mitte bis Ende 30, die sich erst verhältnismäßig spät dazu entschieden haben, ihr erstes und oft auch einziges Kind zu bekommen. Immer mehr Experten gehen deshalb davon aus, dass die postpartale Depression nicht nur ein psychisches, sondern auch ein soziales Phänomen ist (siehe auch ab Seite 108).

Ich selbst kannte weder die Ursachen noch die Symptome der Krankheit, als sie mich plötzlich und unerwartet befiel. Heute denke ich, dass es mir möglich gewesen wäre, sie früher zu identifizieren, vielleicht sogar zu vermeiden, wenn ich die Zeichen rechtzeitig hätte deuten können.

Mir hätte es damals sehr geholfen, den Erfahrungsbericht einer Mutter zu lesen, die selbst an einer postpartalen Depression erkrankt war. Die authentisch davon erzählt, wie sich eine Panikattacke anfühlt. Die über die Qualen der Schlaflosigkeit schreibt, und darüber, wie sie lernt, damit umzugehen. Die tröstet und Mut zuspricht – nicht aus der überlegenen Position einer Spezialistin heraus, sondern aus der gleichberechtigten einer Betroffenen.

Auf meiner Suche nach einem solchen Buch stieß ich lediglich auf den Erfahrungsbericht der Hollywood-Schauspielerin Brooke Shields: »Ich würde dich so gerne lieben. Über die große Traurigkeit nach der Geburt« (siehe Anhang, ab Seite 210). Es handelt sich dabei ohne Zweifel um ein ehrliches und berührendes Buch. Aber dennoch ist und bleibt es das Buch einer berühmten und wohlhabenden Schauspielerin, die zu jeder Zeit eine Stylistin, eine Fitnesstrainerin und mehrere Kindermädchen um sich herum hatte und sich nie Gedanken darüber machen musste, wie sie den Babysitter bezahlen sollte oder wie sie die Zeit finden könnte, einmal in der Woche zur Psychotherapie zu gehen.

Deshalb wuchs in mir der Wunsch, selbst ein Buch über die Erkrankung zu schreiben. Ich machte mich auf den Weg zu anderen Betroffenen, führte Interviews, besuchte Selbsthilfegruppen und sprach mit Psychotherapeutinnen und Psychiaterinnen, die sich auf den Bereich Peripartalpsychiatrie spezialisiert haben, also auf psychiatrische Erkrankungen von Schwangeren und jungen Müttern.

Ich erzähle in dem Buch von den Symptomen und Auswirkungen der Krankheit, von Behandlungsmöglichkeiten und Perspektiven. Außerdem stelle ich die Frage nach den gesellschaftlich-politischen Bedingungen, die die Erkrankung befördern. Vor allem aber möchte ich allen Frauen, die das Schicksal haben, an einer postpartalen Depression zu erkranken, Mut zusprechen. Ich möchte sie trösten und ihnen die Gewissheit geben, dass sie nicht allein sind. Dass alles wieder gut wird! Auch wenn das das Letzte ist, was man im akuten Zustand der Erkrankung glauben kann.

Die postpartale Depression ist einer der schlimmsten Zustände, der einer Mutter widerfahren kann: Ihr neues Mutterglück, auf das sie sich lange und intensiv gefreut hat, löst sich in einer schwarzen Wolke aus Angst, Verzweiflung und Gewissensbissen auf. Niederdrückend ist dabei nicht nur das eigene ausgeprägte Unwohlsein, sondern auch das Gefühl, den gesellschaftlichen und menschlichen Ansprüchen der Umwelt nicht zu genügen. Aus dem gesunden Rahmen zu fallen. Abnorm zu sein. Denn welche »richtige« Mutter versinkt beim Anblick ihres frisch geborenen Babys in Schwermut und Trauer? Das kann doch nur eine egozentrische, kranke, emotional gestörte Frau sein! So denken zumindest immer noch viele.

Oft sind es aber gerade nicht die **Rabenmütter**, die an einer postpartalen Depression erkranken, sondern solche, die ich in Anlehnung an einen von der französischen Philosophin Elisabeth Badinter geprägten Begriff[4] als **Pelikanmütter** bezeichnen möchte: Die Mütter, die sich besonders viele Gedanken machen. Die alles perfekt machen möchten. Die intensiver empfinden als andere und sensibler reagieren. Die sich selbst vergessen und hingeben in der Liebe und Sorge um ihr Kind.[5] So wie die Pelikane, von denen man früher dachte, dass sie ihre Jungen mit ihrem eigenen Blut ernähren würden.

Ihnen wünsche ich von Herzen Licht, Liebe und Lebenslust!

Ulrike Schrimpf

Weiße Nächte ~
Symptome und Früherkennung

2:17 Uhr.
Der Mond scheint durch das Schlafzimmerfenster. Kalt und hell. Ich blinzele und seufze leise. Mein Kopf dröhnt. Das Baby neben mir bewegt sich unruhig, die Verdauung macht ihm Probleme. Ich lege meine Hand auf den Bauch meines Sohnes, massiere ihn leicht, versuche selbst, wieder einzuschlafen. Seit ein paar Wochen fällt mir das immer schwerer. Mit weit aufgerissenen Augen liege ich wach, zwischen meinem Lebensgefährten, der laut und gleichmäßig neben mir atmet, und meinem gerade zwei Monate alten Baby. Stundenlang.
Meine Nächte sind grellweiß. Zwangsgespenster.
Plötzlich beginnt mein Unterbauch zu schmerzen, ich renne zur Toilette, zittere, meine Zähne klappern. Meine Haare und mein Gesicht sind schweißnass.
Menschen, die zu lange nicht schlafen, werden psychotisch oder sterben sogar – der Gedanke geistert unentwegt durch meinen Kopf. Schlafentzug ist außerdem eine gängige Foltermethode. Ich kann an nichts anderes mehr denken als daran, dass ich schlafen muss. Endlich schlafen!
3 Uhr.
Die Angst schüttelt mich. Mir wird schlecht, und ich renne erneut zur Toilette. Als ich würgend über der Kloschüssel hänge, höre ich ein leises Jammern aus dem Schlafzimmer. Bald wird mein Baby wach werden und trinken wollen. Ich fühle mich unendlich schwach bei dem Gedanken, es stillen zu müssen.
4 Uhr.
Ich koche mir einen Tee und hoffe, dass er mir guttun wird.

Während ich eine Tasse trinke, versuche ich, ein Buch zu lesen, schalte leise klassische Musik an.
5 Uhr.
Immer größer wird mein Wunsch, dass mein Sohn endlich aufwacht, und ich wenigstens etwas Sinnvolles zu tun habe.
5:30 Uhr.
Endlich meldet er sich energisch. Ich lege ihn an und spreche besänftigend mit ihm: »Ist ja gut. Alles wird gut.«
Das Trinken ist mühevoll für meinen Sohn. Qualvolle Minuten vergehen, bis die Milch endlich richtig zu fließen beginnt. Die ständige Anspannung, unter der mein Körper steht, und der dauerhafte Schlafmangel führen dazu, dass die Milchproduktion zurückgeht. Der Körper hat in solchen Fällen genug damit zu tun, sich selbst zu erhalten, wird man mir später im Krankenhaus erklären.

Mein Sohn saugt entschlossen und tapfer – er rührt mich so tief! Meine Tränen tropfen auf sein Gesicht, seine Ärmchen, seinen weichen Haarflaum. Plötzlich weiß ich: Nichts ist gut. Ich brauche Hilfe!

Gleißendes Licht dringt in den Raum, ein Auto fährt durch die Nacht.

Wann genau hat sie begonnen, meine Krankheit?

Schon zu Beginn meiner zweiten Schwangerschaft, als ich ständig Angst hatte, Blutungen zu bekommen und mein Baby zu verlieren? Als ich nahezu zwanghaft immer wieder auf die Toilette rannte, um zu überprüfen, ob noch alles in Ordnung war?

Bevor ich zum zweiten Mal schwanger wurde, hatte ich einen Abgang. Obwohl mein Verstand und mein Gynäkologe mir rieten, ich solle mir einfach vorstellen, ich hätte meine Menstruation zu spät bekommen, anstatt mich der niederschmetternden Vorstellung hinzugeben, ich hätte ein Kind verloren, dauerte es lange, bis ich das Erlebnis verarbeitet hatte: die plötzliche starke, nicht enden wollende Blutung. Das lange Warten beim Frauenarzt, gemeinsam mit meinem Lebensgefährten. Unsere Tränen. Das nagende Verlustgefühl, die zerschlagene Hoffnung und Freude, die wir schon in das Kind gesetzt hatten. Manchmal empfinde ich noch heute Schmerz, wenn ich daran zurückdenke.

Die Schwangerschaft kurz darauf war deshalb von Beginn an mit mehr Ängsten und dunklen Gedanken behaftet als die mit meinem ersten Sohn. Damals war ich erst 29 Jahre alt gewesen, es gab kaum Kinder in meinem Freundeskreis, und ich kannte noch keine Horrorgeschichten über Fehl- oder Totgeburten, schwer behinderte Kinder oder den plötzlichen Kindstod. Von dem Tag an, als der Test positiv gewesen war, fühlte ich mich bei meiner ersten Schwangerschaft zu 100 Prozent sicher: Ich würde ein gesundes Kind zur Welt bringen.

Als ich dann jedoch mit meinem zweiten Sohn schwanger war, fünf Jahre später, behandelte man mich als Spätgebärende, weil ich während der Schwangerschaft 35 Jahre alt wurde. Plötzlich legte mir mein Gynäkologe zahlreiche Zusatzuntersuchungen nahe, die bei meiner ersten Schwangerschaft noch keine Rolle gespielt hatten: das Ersttrimester-Screening mit Nackenfaltenmessung und Blutuntersuchung, verschiedene Tests auf bestimmte Antikörper und andere mehr.

Ich bin nicht hypochondrisch veranlagt. Nie habe ich stundenlang im Internet gesurft, um die Argumente für und gegen verschiedene Schwangerschaftsuntersuchungen zu vergleichen. Ich habe auch nie versucht, alle möglichen Informationen zum Entwicklungsstand meines ungeborenen Kindes und zu den potenziellen Gefahren für sein Wohl zu sammeln. Ich habe einfach meinem Gynäkologen vertraut und ihn die Untersuchungen machen lassen, die er mir empfahl. Dennoch hatte sich, allein weil ich mir meines Alters bewusst geworden war und durch die Erfahrung des Abgangs, ein nagender Zweifel in mich hineingefressen. Ein Kind zu bekommen erschien mir plötzlich nicht mehr als natürlicher Vorgang, sondern als Wunder. Ich hatte bereits ein gesundes Kind, die Wahrscheinlichkeit, dass ich nun ein krankes Kind bekäme, war also statistisch gesehen gestiegen, ahnte ich. Ich steigerte mich immer mehr in diese Gedanken hinein. Als mir der Arzt, der das

Ersttrimester-Screening durchführte, auch noch eine Tabelle vorlegte und mir erklärte, die Wahrscheinlichkeit, dass wir ein Kind mit Downsyndrom bekämen, läge aufgrund meines Alters bei etwa 1:350, konnte ich endgültig nicht mehr entspannt zu den Schwangerschaftsuntersuchungen gehen.

Auch im Alltag war ich nervöser und angespannter als bei meiner ersten Schwangerschaft. Immer begleitete mich die Furcht, meinem ungeborenen Kind könnte etwas passieren, es könnte krank sein oder gar sterben. Wie viel diese Anspannung mit meiner persönlichen Geschichte und Verfassung zu tun hatte und wie weit sie auf die medizinische Behandlung von sogenannten Spätgebärenden in unserer heutigen Gesellschaft zurückzuführen ist, vermag ich nicht zu beurteilen. Ich bin mir aber sicher, dass die Somatisierung der Schwangerschaft (siehe auch ab Seite 38) zu meiner psychischen Labilität beigetragen hat: die Tatsache, dass Schwangerschaft heutzutage in unserem Kulturkreis als eine Art Krankheit gesehen wird, die durch zahlreiche hochtechnisierte Kontrollen begleitet werden muss.

Weitere Vorboten meiner Depression drangen in mein Leben, als ich plötzlich wie aus dem Nichts im vierten Schwangerschaftsmonat schlimme Anfälle von Herzrasen bekam. Sie zogen sich über mehrere Stunden hin, und – abgesehen davon, dass sie äußerst unangenehm waren – jagten sie mir die Angst ein, das Kind in meinem Bauch könnte durch sie Schaden nehmen. In einem ausführlichen Gespräch mit meinem besten Freund, der Medizin studiert hat und als Psychiater arbeitet, kamen wir zu dem Schluss, dass es sich vermutlich um Panikattacken ohne körperlichen Hintergrund handele. Das beruhigte mich etwas. Mein Freund versicherte mir auch, die Anfälle würden dem Kind nicht schaden. Bald gelang es mir deshalb Stück für Stück besser, mit dem Symptom umzugehen, bis es glücklicherweise kaum mehr eine Rolle spielte.

Trotzdem war mein Alltagsleben weiterhin von Ängsten geprägt: Im fünften Monat meiner Schwangerschaft musste ich in meiner Funktion als Projektleiterin nach Italien zu einem Treffen innerhalb eines EU-Projektes reisen. Würde der Flug meinem Kind schaden? War die erhöhte Strahlung in dem Flugzeug gefährlich oder zu vernachlässigen? Stieg die Thrombosegefahr bei Schwangeren wirklich beim Fliegen? Ich quälte mich mit unzähligen überflüssigen Fragen und war drauf und dran, die Reise abzusagen, als ich mich plötzlich in einer Schaufensterscheibe sah: blass und mit angespannten Zügen. Ich sah alt aus und verhärmt. Fremd! Zwischen der Frau, die ich im Spiegel sah, und der Frau, die ich glaubte zu sein, konnte ich keinen Bezug herstellen. Das war ein Schüsselmoment für mich, und ich traf die Entscheidung, dass ich mir nicht mehr von meinen Ängsten das Leben verderben lassen wollte: Ich reiste nach Italien, und alles ging gut. Ich konnte das Treffen, die Menschen, die Arbeit, den wunderschönen Blick auf den Hafen von meinem Hotelzimmer aus und die Freiheit von meinen Alltagspflichten genießen. Ein Lichtblick.

Aber dann gab es weitere negative Vorzeichen: Mir fällt beispielsweise die schlaflose Nacht ein, die ich, hochschwanger, gemeinsam mit meinem Sohn im Nachtzug von Berlin nach Wien verbrachte. Es war Anfang September, die Tage rochen bereits nach Herbst. Der Tag des Umzugs war endgültig gekommen, ich hatte ihn so lange wie möglich hinausgezögert.

Mein Sohn schlief entspannt auf seiner Liege, unser Abteil war vollgestopft mit Rucksäcken und Koffern – die letzten Reste unseres Lebens in Berlin. Das meiste hatte bereits vor mehreren Tagen ein Umzugswagen von Berlin nach Wien transportiert. Meine beste Freundin, meine Schwestern und meine Eltern hatten meinen Sohn und mich zum Bahnhof begleitet; wir hatten alle geweint. Jetzt lag ich dick und unförmig auf einer schmalen Liege, bekam keine Luft, weil ich an einer schwangerschaftsbedingten chronisch verstopften Nase litt und weil ich ununterbrochen weinte. Ohne Pause, stundenlang.

Ich liebe es normalerweise zu schlafen, immer, überall, so lange wie möglich! Aber diese Nacht war eine der ersten Nächte in meinem Leben, in denen ich so gut wie gar nicht schlief. Ich schenkte dem keine weitere Beachtung, denn ich fand meine Unruhe und Trauer normal angesichts der Tatsache, dass ich gerade dabei war, meine Heimatstadt, meine Familie, meine Freunde und meine Arbeit zu verlassen, um zu meinem Lebensgefährten zu ziehen.

In Wien stürzte ich mich in mein neues Leben, und alles schien wieder gut zu sein. Bis ich plötzlich wenige Tage vor der Entbindung einen regelrechten Nervenzusammenbruch erlitt: Als meine Hebamme mich zu einer Vorsorgeuntersuchung besuchte, betrachtete sie mich auf einmal nachdenklich und fragte: »Geht's dir auch wirklich gut, Ulrike?«

Es war frühlingshaft warm, Ende Oktober, wir saßen zusammen auf dem Balkon, ich hatte Milchkaffee gemacht. Wie aus dem Nichts begann ich zu weinen und konnte nicht mehr aufhören. Immer heftiger schluchzte und zitterte ich. Meine Hebamme hatte Mühe, mich zu beruhigen und zu verstehen, was ich sagte. Gerade hatte ich erfahren, dass mein Vater, zu dem ich eine besonders enge und tiefe Beziehung habe, und der seit ein paar Jahren schwer erkrankt ist, ins Krankenhaus gekommen war. Schon bevor ich umgezogen war, hatte das schlechte Gewissen an mir genagt: War es richtig, meinen Vater mit meiner Mutter und meinen Schwestern in Berlin zu lassen? Durfte ich so egoistisch sein, mein Wohl sowie das meiner kleinen Familie über das Wohl meiner Eltern zu stellen? Wer würde jetzt so für meinen Vater da sein, wie ich es gewesen war?

Der Gedanke daran, dass es ihm so schlecht ging und ich ihm nicht helfen konnte, schmetterte mich nieder. Selbst, wenn ich gewollt hätte: Ich hätte nicht zu ihm fahren können, denn kein Flugzeug hätte mich so kurz vor der Entbindung noch mitgenommen. Mit dem Nachtzug zu fahren, schien mir zu riskant. Was, wenn ich mitten in der Nacht Wehen bekäme? Ich war also zur Untätigkeit verdammt, und dieses Ohnmachtsgefühl zusammen mit meinem mir plötzlich schmerzhaft bewussten Heimweh zerriss mich beinahe.

Auch wenn ich mich nach dem Gespräch mit meiner Hebamme wieder etwas beruhigte, die Trauer und das Gefühl der Hilflosigkeit konnte ich nicht ganz abschütteln.

Nach der Entbindung schien dann erst einmal wieder alles perfekt zu sein. Die Geburt ging – wie auch bei meinem ersten Sohn – schnell. Nur am Ende bekam ich, anders als bei meiner ersten Entbindung, eine Periduralanästhesie (PDA), was ich als große Erleichterung empfand. Immer waren die Herztöne meines zweiten Sohnes stabil, meine erfahrene Hebamme arbeitete professionell und freundlich, zu keinem Moment hatte ich Angst, und es musste auch kein Arzt zu Rate gezogen werden. Mein Freund und ich waren beide so entspannt, dass er sich sogar kurz vor den Presswehen zum Schlafen hinlegte, weil er so müde war, und die Hebamme ihn schließlich lachend mit den Worten wecken musste: »Wenn du noch etwas von der Entbindung mitbekommen möchtest, müsstest du jetzt langsam aufwachen.«

Als unser Sohn dann gesund und sicher in meinen Armen lag, sagte ich übermütig zu meinem Lebensgefährten: »Das war ja ein Spaziergang!«

Meine Erleichterung war riesig, denn die Geburt meines ersten Sohnes war viel komplizierter gewesen: Sie wurde eingeleitet, weil ich einen hohen Blasensprung gehabt hatte. Nachdem das Wehenmittel zunächst nicht gewirkt und ich die doppelte Dosis verabreicht bekommen hatte, wurden mein Baby und ich von einem heftigen Wehensturm überrannt. Es dauerte dann nur knapp zweieinhalb Stunden von der ersten Wehe bis zur Geburt, was meinen Sohn in einen schockartigen Zustand versetzte und dazu führte, dass seine Herztöne sich rapide verschlechterten. Dagegen half auch die Sauerstoffmaske nicht, die ich, halb weggetreten, aufgesetzt bekam. Innerhalb von kurzer Zeit füllte sich der Kreißsaal mit mehreren Ärzten und Oberärzten, und der Chefarzt wurde geholt, der die Entbindung schließlich vorzeitig mit der Zange beendete. Zu groß wäre sonst das Risiko gewesen, dass der Sauerstoffmangel meinem Sohn bleibenden Schaden zugefügt hätte. Er wurde sofort zur Untersuchung gebracht, und als die Pflegekräfte ihn mir endlich auf den Bauch legten, sagte eine Schwester scherzend zu mir: »Er kann Abitur machen!«, ein Satz, den ich erst später begriff. Schlagartig wurde mir klar, in was für einer Gefahr mein Sohn geschwebt hatte.

Auch das Stillen ließ sich bei meinem ersten Sohn schwierig an: Er hatte sich im Bauch ein fehlerhaftes Trinkverhalten angewöhnt und konnte daher von Beginn an nicht richtig an der Brust »andocken«. Es kostete uns damals fast einen Monat, viele Nerven, Tränen und durchwachte Nächte inklusive aller brauchbaren und unbrauchbaren Hilfsmittel, die man sich vorstellen kann – Stillhütchen, Milchpumpe, Fingerfeeding –, bis das Stillen bei ihm funktionierte.

Das Stillen meines zweiten Sohnes klappte dagegen unmittelbar und problemlos, er offenbarte sich von Beginn an als willensstarkes Kind, das sich beharrlich dafür einsetzte, das zu bekommen, was es wollte.

Von außen betrachtet war also alles wunderbar unkompliziert mit meinem zweiten Sohn, und einem entspannten und harmonischen Wochenbett stand nichts entgegen. Wäre da nur nicht ich selbst gewesen!

So seltsam sich dieser Satz auch anhört, er stimmt: Allen anderen ging es gut, einschließlich meines neugeborenen Sohnes. Nur meine Seele kam einfach nicht mit den rasanten Veränderungen der letzten Monate mit.

Gleich am ersten Tag nach der Entbindung – ich hatte ambulant entbunden und war zehn Stunden nach der Geburt aus dem Krankenhaus entlassen worden – hastete ich morgens aus dem Bett, weil ich meinen großen Sohn verabschieden wollte. Dabei fiel ich die lange Treppe hinunter, die in unserer Wohnung den ersten mit dem zweiten Stock verbindet. Das tat nicht nur höllisch weh und verursachte mir schlimme Rückenschmerzen, sondern ich erschrak auch nachhaltig: Was wäre passiert, wenn ich mein Baby auf dem Arm gehabt hätte? Wenn ich nun mit meinem neugeborenen Sohn die Treppe hinuntergefallen wäre?

Von dem Moment an empfand ich zwanghafte Angst davor, mit unserem Baby auf dem Arm Treppen hinunterzugehen. Stattdessen setzte ich mich wie ein Kleinkind auf den Po und rutschte mit ihm Stufe für Stufe die Treppe hinunter. Ich hatte in dieser Zeit auch ständig Albträume davon, wie ich mit meinem kleinen Sohn die Treppe hinunterfiel oder wie er allein die Treppe hinabrollte! Bald wurde mir schon schwindelig, wenn ich nur am Treppengeländer den Flur entlangging.

Ich entwickelte auch andere Ängste. Auf dem Weg zur U-Bahn, die ich nehmen musste, um meinen älteren Sohn vom Kindergarten abzuholen, überquerte ich an einer Ampel eine dreispurige Straße. Jedes Mal, wenn ich dort stand und darauf wartete, dass die Ampel auf Grün schaltete, wurde mir heiß und kalt, und ich begann zu zittern, weil ich fürchtete, der Kinderwagen könnte mir versehentlich auf die Straße rollen. Krampfhaft hielt ich den Wagen fest, mit weißen Knöcheln, und stellte mich zum Warten unnatürlich weit vom Straßenrand entfernt hin.

»Warum können wir nicht direkt bei der Ampel warten?«, quengelte mein Großer manchmal genervt. Ich wusste nicht, was ich ihm antworten sollte.

Auch die Tatsache, dass meine Schwiegermutter nach der Geburt für zwei Wochen bei uns wohnte, überforderte mich. Da wir in Wien noch niemanden kannten, der während der Entbindung auf meinen großen Sohn hätte aufpassen können, hatten wir meine Ex-Schwiegermutter und meine neue Schwiegermutter, die beide nicht mehr berufstätig waren, gebeten, uns zu besuchen. Es war geplant, dass die Mutter meines Ex-Mannes zwei Wochen vor dem errechneten Geburtstermin kommen sollte und die Mutter meines jetzigen Lebensgefährten zwei Wochen danach. Was für ein Luxus! Ich weiß: zwei tolle Frauen, die uns tatkräftig unterstützen wollten.

Als meine neue Schwiegermutter angereist kam, war sie außer sich vor Freude über ihr erstes Enkelkind! Ich aber hatte die Tatsache unterschätzt, wie groß mein Ruhebedürfnis in der Zeit nach der Entbindung sein würde. Wie dünnhäutig und sensibel ich war, und wie sehr es mich anstrengte, ständig einen Menschen in meiner Nähe zu haben, der nicht direkt zu unserer kleinen Familie gehörte, selbst wenn es sich um meine liebenswürdige Schwiegermutter handelte. Auf jede ihrer freundlich und wohlwollend gemeinten Bemerkungen reagierte ich gereizt und übersensibel, und die Tatsache, dass mein Lebensgefährte die Abende angenehm plaudernd mit seiner Mutter im Wohnzimmer verbrachte, anstatt bei unserem neugeborenen Sohn und mir zu sein, ärgerte mich zunehmend. Immer öfter zog ich mich auch tagsüber mit unserem Kind in unser kleines Schlafzimmer zurück, weil ich meine Ruhe haben wollte und mir wünschte, unsere Familie könnte in Frieden zusammenwachsen, ohne einen Eindringling von außen, der das

Gleichgewicht störte. Ich weiß heute, dass dieses Empfinden unbegründet und auch ungerecht war, aber damals kam ich nicht gegen meine Gefühle an und wünschte mir, dass meine Schwiegermutter früher als geplant abreisen würde.

Meinem Freund, der seine Mutter sehr liebt und ein enges Verhältnis zu ihr hat, war es verständlicherweise unangenehm, seine Mutter darum zu bitten, verfrüht abzureisen. Erst als meine Hebamme eingriff, die spürte, dass ich immer gestresster und unausgeglichener wurde, führte mein Lebensgefährte ein Gespräch mit seiner Mutter. Aufgrund verschiedener organisatorischer Probleme reiste sie letztlich aber erst zwei Tage vor dem ursprünglich geplanten Termin ab, was mir kaum Erleichterung verschaffte.

An die folgenden Tage und Wochen, die Zeit vor Weihnachten, erinnere ich mich nur schemenhaft. Mir fallen aus dieser Zeit eher spontane Eindrücke, Bilder, Gefühle ein als konkrete Ereignisse: Ich denke an meine Hast und Anstrengung, für meine ganze Familie und alle Freunde Weihnachtsgeschenke zu kaufen und mit meinem großen Sohn zu basteln, obwohl ich mir ursprünglich vorgenommen hatte, das Fest dieses Mal ruhig und entspannt anzugehen. Ich erinnere mich auch daran, wie schlecht ich in der Zeit Lärm ertrug. Wie oft habe ich meinen großen Sohn damals zurechtgewiesen, er sei zu laut, obwohl er ein friedlicher Bücherwurm ist und lange nicht so lärmend, hibbelig und kampflustig wie viele andere Jungen. Ich sehe noch genau den verwundertbelustigten Blick einer Freundin vor mir, die uns besuchte und offensichtlich nicht verstand, was ich damit meinte, als ich tadelnd sagte, er sei immer so laut.

Ich fühle meine wahnsinnige Freude, nach fast vier Monaten Abwesenheit zu Weihnachten wieder in Berlin zu sein. Sie überdeckte für einen Moment alles andere – die zunehmenden Auseinandersetzungen mit meinem Freund, meine Erschöpfung, meine Besorgtheit, ob unser kleiner Sohn, der erst ein paar Wochen alt war, die Reise und den Ortswechsel gut verkraften würde.

Ich denke daran, wie ich jeden Tag der drei Wochen in Berlin voll ausnutzen wollte und von einer Verabredung zur nächsten hetzte, ohne meinen Kindern und mir Ruhe zu gönnen. Immer wieder spürte ich vage in mir den Wunsch, mich einfach nur auszuruhen, aber ich konnte ihn weder wirklich wahrnehmen noch umsetzen.

Zurück in Wien verschlechterte sich mein Zustand rasant. Abgesehen von meinen zunehmenden Schlafproblemen konnte ich die ewig gleichen Angst-Schuldgefühle-Sorgen-Gedankenmühlen, die mich tags und nachts quälten, bald überhaupt nicht mehr abschalten, noch nicht einmal bei den leichtesten Tätigkeiten wie beim Videosehen, Musikhören, Walken oder Zeitschriftenlesen. Bücher konnte ich ohnehin nicht mehr lesen, worunter ich sehr litt – das hätte viel zu viel Konzentration erfordert und eine emotional-geistige Entspannung, die sich seit geraumer Zeit schon nicht mehr einstellen wollte. Ich verlor den Appetit, mochte keine Freunde mehr treffen und zwang mich nur noch in Gegenwart der Kinder zu einer aufgesetzten Fröhlichkeit.

Das Schlimmste an dieser Zeit war, dass ich mir selbst immer mehr entglitt. Stück für Stück. Ich konnte einfach nicht mehr **selbstvergessen** sein – ein Zustand, den ich liebe! Nie mehr war ich ungeteilt die alte, mir bekannte Ulrike, die sich freute, die traurig war, die kochte, die ihr Baby stillte. Immer stand eine andere, ernste und strenge Ulrike neben mir, die alles, was ich tat, mit missbilligenden und traurigen Blicken beobachtete. Ich fühlte mich nicht mehr vollständig! Einfach nicht mehr heil. Ich war umgeben von einer durchsichtigen Mauer aus Glas, die mich von den anderen Menschen trennte, die unmittelbar über einen Witz lachen konnten und von einem Film mitgerissen wurden, die leckeres Essen genossen und schon beim alltäglichen Lesen der Zeitung alles um sich herum vergaßen.

Nachdem ich die dritte Nacht in Folge nicht mehr geschlafen habe, beschließe ich zitternd und schwitzend, mir Hilfe zu suchen. Nur mit Mühe gelingt es mir, meinem älteren Sohn beim Anziehen, Waschen und Zähneputzen zu helfen und ihm das Frühstück zu bereiten. Meine Augen brennen, mir schwindelt, ich kann kaum noch schlucken, so trocken fühlt sich mein Mund an. Ein einziger Gedanke zerhämmert mein Gehirn: Gleich werde ich verrückt!

Als mein Großer aus dem Haus ist, packe ich mit letzter Kraft die Reisetasche und wasche mir die Haare, ich weiß nicht, wie. Fragend blickt mein Lebensgefährte mich an, als er vom Kindergarten zurückkommt: »Was hast du vor?«

Als ich ihn bitte, mit unserem Baby und mir ins Krankenhaus zu fahren, sagt er: »Aber du siehst überhaupt nicht blass aus! Keiner wird dir glauben, dass du krank bist.«

Ich habe wirklich gerötete Wangen. Die Angst beschleunigt meinen Herzschlag und erhitzt meinen Körper. Für mein Umfeld sehe ich aus wie das blühende Leben.

Im Wartesaal der psychiatrischen Ambulanz erhalte ich einen Fragebogen mit Sätzen wie:
- In den letzten zwei Wochen habe ich mich traurig und mutlos gefühlt.
- Ich leide an Schlafstörungen und bin sehr unruhig.
- Ich kann mich an nichts mehr erfreuen und kaum noch entspannen.
- Ich empfinde Fremdheit und Distanz zu meinem Kind.
- Ich habe meinem Kind schon Gewalt angetan.
- Ich wünschte, mein Kind wäre nicht da. Dann wäre wieder alles so wie früher.

Die Fragen soll ich mit den Kategorien »immer«, »sehr oft«, »oft«, »manchmal«, »selten« und »gar nicht« beantworten.

Ich sehe meinen Lebensgefährten an und murmele: »Jetzt muss ich ein bisschen übertreiben, sonst nehmen sie mich nicht auf.«

Absichtlich gebe ich auch negative Gefühle gegenüber meinem Kind an, die ich in Wahrheit nie hatte, weil ich Angst habe, man würde meine Lage sonst nicht ernst nehmen und mich wieder nach Hause schicken.

Heute denke ich, dass mit Sicherheit einige Frauen so handeln, deren Leidensdruck hoch ist und die genauso unzureichend wie ich über psychiatrische Erkrankungen rund um Schwangerschaft und Geburt informiert sind: Dunkel spukt ihnen das Bild einer Mutter im Kopf herum, die ihr Kind nicht lieben kann, und obwohl sie ganz andere Probleme haben, meinen sie, dieses Symptom angeben zu müssen, um ernst genommen zu werden. Das wiederum verstärkt die Vorurteile über die Krankheit – ein Teufelskreis, der unbedingt durch bessere Aufklärung durchbrochen werden muss!

Frau Dr. Schmid-Siegel kommt zu uns und wirft nur einen kurzen Blick auf die Blätter, die ich ausgefüllt habe. Dann fällt ihr Blick auf die Reisetasche, die ich mitgebracht habe: »Sie wollen aufgenommen werden, stimmt's?«

»Ja«, bringe ich heraus und beginne zu weinen.

»Sie sind völlig am Ende, richtig? Das ist klassisch. Wie alt ist Ihr Kind, sagen Sie? Neuneinhalb Wochen? Ganz klassisch!«

Sie sieht meinen Lebensgefährten an, dann wieder mich.

»Hören Sie, wir haben glücklicherweise ein Bett frei. Wir werden Sie aufnehmen, mit Ihrem Kind.«

Ich fühle einerseits Erleichterung und andererseits Schrecken: Dankbar bin ich, weil ich nicht zurück in unsere Wohnung muss, mit der ich seit meinen schlaflosen Nächten Entsetzen verbinde – es hat später fast zwei Jahre gedauert, bis ich wieder gern in unserem Schlafzimmer geschlafen habe. Andererseits ist es nun endgültig so weit: Ich bin per Definition verrückt!

Aufgenommen in die Psychiatrie.

Gebrandmarkt fürs Leben.

Ohne einen Weg zurück.

So dramatisch empfinde und denke ich damals, schon tief hineingerutscht in die Depression.

Postpartale Depression, was ist DAS denn?
~ Die Krankheit

Die Geburt eines Kindes ist ein »life event«, ein Ereignis, das zu den sogenannten Schwellenerlebnissen im Leben eines Menschen gehört, in denen Abschied und Neubeginn ineinandergreifen. Dazu zählen auch der Schulabschluss, der Berufsanfang, Umzüge oder der Tod eines nahen Angehörigen. Psychologisch gesehen sind »life events« kritische Übergangssituationen, die von den Menschen auf unterschiedliche Art und Weise gemeistert werden und die zu psychischen Krisen führen können. Die Geburt eines Kindes stellt für jede Frau eine Ausnahmesituation dar, in der sie sich wie zwiegespalten, hypersensibel und manchmal sogar nahe dem Wahn fühlt, weil sie mit einem Teil ihrer Gedanken, Gefühle und ihrer Aufmerksamkeit immer bei dem Baby ist, so, als wäre es nahezu körperlich ein Teil von ihr.

Wann aber kippen diese Gefühle ins Krankhafte?

Nachdem Frau Dr. Schmid-Siegel mir in der Ambulanz des Allgemeinen Krankenhauses schon nach wenigen Minuten Gespräch eine postpartale Depression diagnostiziert hatte, war ich einerseits erleichtert und andererseits verwirrt: Erleichtert, weil meine Krankheit einen Namen hatte, weil sie bekannt war und behandelt werden konnte. Weil ich offensichtlich nicht die Einzige war, die darunter litt. Verwirrt fühlte ich mich, weil das, was ich bislang mit einer Depression nach der Geburt in Verbindung gebracht hatte, nicht zu dem passte, wie ich mich fühlte: Weder schlief ich die ganze Zeit – mein Problem war ja gerade, dass ich nicht schlafen konnte –, noch lag ich teilnahmslos und weinend im Bett und ließ mich gehen. Im Gegenteil: Ich legte eine immer überdrehtere

Aktivität und Rastlosigkeit an den Tag. Auch empfand ich keine Fremdheit gegenüber meinem Baby oder hegte gar Wut- oder Hassgefühle. Gerade, weil ich meinen Sohn so sehr liebte, war ich ständig besorgt um ihn und darum, ob es mir gelingen würde, ihm eine gute Mutter zu sein. Ab und an durchschoss mich zwar der Gedanke, dass es vielleicht besser wäre, wenn ich kein zweites Kind bekommen hätte. Aber nur, weil ich Angst hatte, den Kleinen zu vernachlässigen und der Aufgabe, ihn zu betreuen, nicht gerecht zu werden.

Auch den Begriff »postpartale Depression« verstand ich nicht richtig – musste es nicht »postnatale Depression« heißen? Was waren außerdem der Babyblues und die Heultage? Das Gleiche wie die postpartale Depression, etwas anderes, ihre Vorläufer? Erst langsam, nachdem ich Gespräche mit Ärztinnen, anderen Patientinnen und Betroffenen in Selbsthilfegruppen geführt und Bücher zu dem Thema gelesen hatte, verstand ich, wie weit verbreitet das Phänomen ist, wie vielschichtig und facettenreich das Krankheitsbild ausfallen kann – und wie wenig immer noch über die Erkrankung bekannt ist.

Da die Symptome der Erkrankung so vielseitig sind und selbst das medizinische Fachpersonal oft erschreckend wenig über sie weiß, werden bis zu 50 Prozent aller postpartalen Depressionen weder erkannt noch behandelt. Das kann nicht nur fatale Auswirkungen auf das Leben der Mütter, sondern auch auf das ihrer Kinder haben (siehe auch ab Seite 136).

In Gesprächen mit Betroffenen wurde mir immer wieder erzählt, dass einige von ihnen, nach qualvollen Wochen der Selbstzweifel, Ängste und depressiven Gedanken, selbst auf die Idee kamen, sie könnten an einer postpartalen Depression leiden. Wenn sie sich dann aber an ihre Hebammen, Hausärzte oder sogar an Psychologen und Therapeuten wandten, wurden sie immer wieder ohne weitere Untersuchung oder tiefergehendes Gespräch mit der Aussage abgefertigt, das sei keine postpartale Depression. – Basta!

Dabei ist es erfahrungsgemäß so: WENN EINE FRAU VERMUTET, SIE LEIDE AN EINER POSTPARTALEN DEPRESSION, DANN TUT SIE DAS AUCH!

Tendenziell wird keine Frau einfach so, gewissermaßen aus Lust und Laune, auf die Idee kommen, sie sei depressiv. Vielmehr sträuben sich die meisten Frauen wochen-, ja monatelang gegen die Erkenntnis. Wenn sie endlich so weit sind, sich ihre Lage einzugestehen, sollte man sie unbedingt darin unterstützen und nicht versuchen, ihnen die Krankheit auszureden.

Auch meine Hebamme hatte, als mein Lebensgefährte seine Befürchtung äußerte, ich könne an einer postpartalen Depression leiden, abwehrend reagiert: »Erst, wenn sie nur noch schlafen will, und ihr alles egal ist, musst du dir Gedanken machen.«

Zwar hatte meine Hebamme in dem Moment insofern Recht, weil ich wirklich nur aus akuter Erschöpfung und wegen der Hormonumstellung weinte – das Gespräch fand wenige Tage nach der Entbindung statt, also genau zu dem Zeitpunkt, an dem viele Frauen den »Babyblues« haben. Allerdings führte uns ihre Aussage, Mütter mit postpartaler Depression wollten nur noch schlafen und würden alles vernachlässigen, in die Irre. Wir wären vermutlich schneller darauf gekommen, was für eine Krankheit ich hatte, wenn wir besser darüber informiert gewesen wären, wie verschieden die Symptome ausfallen können.

Es bestehen heute immer noch erschreckend viele Vorurteile in Bezug auf die postpartale Depression. So wie ich selbst auch zunächst aggressive Rabenmütter mit dem Phänomen assoziierte, denken die meisten vor allem an eine gestörte Mutter-Kind-Bindung, wenn sie den Begriff hören oder lesen. Diese Haltung wird unter anderem durch die Romane und Filme, die es zu dem Thema gibt (siehe Anhang, ab Seite 209), verstärkt. In ihnen wird – verständlicherweise – der Tabubruch ins Zentrum gestellt: die Mutter, die ihr Kind nicht lieben kann.

Fakt ist, dass in der Realität nur knapp 30 Prozent aller Frauen mit postpartaler Depression, also etwa 30 000 von 100 000 erkrankten Frauen pro Jahr, eine Mutter-Kind-Bindungsstörung entwickeln. Andererseits gibt es Frauen – ungefähr 1 Prozent aller Mütter –, die nicht depressiv sind, jedoch eine Beziehungsstörung zu ihrem Kind aufweisen. Fest steht zudem, dass Mütter, die an einer postpartalen Depression leiden, ihren Kindern keine Gewalt antun, selbst wenn ihre depressive Erkrankung mit einer Mutter-Kind-Bindungsstörung einhergeht. Zwar kommt es in seltenen Fällen zu einem erweiterten Suizid, bei dem die Mutter nicht nur sich selbst, sondern auch das Kind umbringt – das sind aber wenige, tragische Ausnahmen.

Natürlich kann es passieren, dass eine depressive Mutter ihrem Baby nicht so liebevoll, entspannt und aufmerksam begegnet wie eine gesunde Mutter oder dass sie es gar vernachlässigt, indem sie nicht immer rechtzeitig auf seine Bedürfnisse reagiert, es also nicht oft genug stillt oder wickelt. Doch selbst wenn die Mutter möglicherweise von der furchtbaren Angst gequält ist, ihrem Kind etwas anzutun, wird sie das nicht machen. Zu Fällen von Kindesmisshandlung kann es dagegen bei Frauen kommen, die an einer postpartalen Psychose (siehe Kasten unten) leiden, was eine völlig andere Erkrankung ist, die andere Ursachen hat und anders behandelt wird als die postpartale Depression.

Die postpartale Psychose

Im Unterschied zu der weit verbreiteten postpartalen Depression betrifft die postpartale Psychose, bei der es sich um eine der schwierigsten psychiatrischen Erkrankungen überhaupt handelt, nur 1 Prozent der Mütter. Die Erkrankung beginnt, anders als die Depression, gleich nach der Geburt des Kindes und geht mit Wahnvorstellungen und Halluzinationen einher, die zu einer akuten Gefährdung des Kindes führen können. Allgemein wird die Psychose als innerer Vorgang beschrieben, wohingegen die Depression als Folge von äußeren Ereignissen definiert wird.

Frauen, die an einer postpartalen Psychose leiden, waren häufig vor der Geburt ihres Kindes schon an Schizophrenie erkrankt. Das Suizidrisiko ist bei ihnen im ersten Jahr nach der Geburt um 70 Prozent erhöht.

Ich finde es daher sehr wichtig, die unterschiedlichen psychiatrischen Erkrankungen, die bei Frauen nach einer Entbindung auftreten können, genau zu differenzieren.

Insgesamt wird zwischen dem Babyblues – manchmal ist auch von den »Heultagen« die Rede –, der postpartalen Belastungsstörung, der postpartalen Depression, der postpartalen Psychose und noch einigen anderen Erkrankungen, die jedoch deutlich seltener auftreten, unterschieden.

Noch kein Grund zur Sorge: der Babyblues

Der sogenannte Babyblues ist keine Depression. Es handelt sich dabei lediglich um eine depressiv-labile Stimmungslage, die wenige Tage nach einer Entbindung bei Müttern auftreten kann. Ungefähr die Hälfte aller frischgebackenen Mütter erlebt diese Tage, in denen sie häufig und scheinbar aus dem Nichts heraus weinen müssen, sich plötzlich überfordert, niedergeschlagen oder abgrundtief traurig fühlen. Eine Ursache dafür ist unter anderem die rasante hormonelle Umstellung, die eine Frau nach der Entbindung durchlebt.

Frauen, die an einem Babyblues leiden, fühlen sich in der Regel überfordert, ausgelaugt und deprimiert, sind von Ängsten und Schlaflosigkeit geplagt, und ihre Stimmung schwankt stark. Der Babyblues wird nicht als Krankheit angesehen und bedarf auch keiner besonderen Behandlung. Wenn dieser Zustand jedoch länger als ungefähr zehn Tage andauert, spricht man nicht mehr nur von einem Babyblues. Eine genauere Beobachtung der Mutter wird dann notwendig, um auszuschließen, dass sich eine depressive Erkrankung anbahnt.

Wichtig ist es, die schwangeren Frauen **vor** der Geburt über das Phänomen aufzuklären und ihnen dabei auch deutlich zu machen, dass es sich zwar um einen unangenehmen, aber normalen Zustand handelt, der ohne jegliches Dazutun wieder weggeht. Auch die besondere Zuwendung und der Zuspruch durch den Partner, die Hebamme, Angehörige und Freunde sind in diesen schwierigen Tagen hilfreich.

Sollten die Symptome des Babyblues besonders stark ausgeprägt sein, so kann das ein Indiz für eine später auftretende postpartale Depression sein.

Die postpartale Depression und die postpartale Belastungsstörung

Allgemein spricht man bei jeder Depressionserkrankung, die innerhalb des ersten Jahres nach der Geburt eines Kindes bei Frauen auftritt, von einer postpartalen Depression. Meist setzt diese etwa 6 bis 12 Wochen nach der Geburt ein. Wie bereits im Vorwort erwähnt, erkranken 10 bis 15 Prozent aller frischgebackenen Mütter an einer postpartalen Depression oder Belastungsstörung.

Mediziner unterteilen die postpartalen Depressionserkrankungen in zwei Untergruppen: in die schwer verlaufende postpartale Depression (sie betrifft etwa 30 Prozent der erkrankten Mütter) und die leichter verlaufende postpartale Belastungsstörung (sie tritt bei etwa 70 Prozent der betroffenen Frauen auf).

Symptomatisch für die schwere postpartale Depression sind die Unfähigkeit der Mutter, Entscheidungen zu treffen, Schuld- und Versagensgefühle, Angst und Gedanken, sich und dem Kind etwas anzutun.

Wie Belastungsstörungen entstehen

Eine Belastungsstörung – oder Anpassungsstörung – kann ganz allgemein als Reaktion auf belastende Lebensereignisse oder einschneidende Lebensveränderungen auftreten. Dazu zählen beispielsweise schwere körperliche Erkrankungen, Partner- und Familienprobleme, Liebeskummer, Schwierigkeiten im Beruf, ein Umzug, finanzielle Einbußen und sonstige Bedrohungen.

Postpartale Anpassungsstörungen beginnen meist langsam und treten häufig erst mehrere Wochen oder gar Monate nach der Geburt auf. Ihr wichtigstes Symptom sind Schlafstörungen; ungefähr ein Drittel der Betroffenen müssen deshalb medikamentös behandelt werden.

Geht man von dieser genaueren Unterscheidung aus, müsste man die Diagnose in meinem Falle wahrscheinlich präzisieren als eine »postpartale Belastungsstörung mit depressiven Zügen«. Der Verständlichkeit halber möchte ich aber im Folgenden auf diese Differenzierung verzichten. Wenn ich von der »postpartalen

Depression« spreche, meine ich also immer beides: postpartale Belastungsstörungen und Depressionen.

Warum eine Geburt so umwälzend ist

Warum stellt die Geburt eines Kindes überhaupt ein so gravierendes life event dar, dass es zur depressiven Erkrankung der Mutter – und auch des Vater, wie man heute weiß – führen kann? Das Psychotherapieverfahren der integrativen Gestalttherapie, das der deutsche Psychologe und Psychologieprofessor Hilarion Gottfried Petzold entwickelt hat, hilft bei der Beantwortung dieser Frage.[6]

Petzold nennt fünf »Säulen der Identität«, die das Selbstwertgefühl eines Menschen entscheidend ausmachen:
1. Leiblichkeit
2. soziale Beziehungen
3. Werte
4. Arbeit
5. materielle Sicherheit

Alle fünf Säulen sind durch die Ereignisse der Schwangerschaft und Geburt betroffen: Das Aussehen und die Körperwahrnehmung der Schwangeren, also ihre **Leiblichkeit**, verändern sich gravierend, was die Frauen heute vermutlich mehr belastet als früher. In unserer Welt sind Schönheit, Fitness und Jugend extrem wichtig geworden – und ein Körper, der durch eine Schwangerschaft verändert wird, entspricht den gängigen Schönheitsidealen möglicherweise nicht mehr.

Auch die **sozialen Beziehungen** sind durch die Geburt des Kindes einem Wandel ausgesetzt. Das Paar wird mit dem Kind zu einer Kleinfamilie, und das soziale Netzwerk verändert sich: Freunde mit Kindern werden wichtiger, der Kontakt zu kinderlosen Freunden nimmt in der Regel stark ab.

Die **Werte**, die einen Menschen prägen, haben nun plötzlich eine andere Gewichtung und werden neu austariert: Soll das Kind religiös erzogen werden oder nicht? Welche Aufgaben hat der Vater, welche die Mutter? Wird das Kind im Alter von ein paar

Monaten in die Krippe gegeben oder erst mit drei Jahren in den Kindergarten?

Die Sorge der Mütter darüber, wie es nach der Elternzeit mit ihrer **beruflichen Karriere** weitergehen wird, ist eine bestimmende und bedrückende Angst, vor allem für die Frauen, denen es nach der Familiengründung schwerfallen wird, wieder erfolgreich ins Berufsleben einzusteigen. Aber auch die Frauen, die ihre Arbeit brauchen, weil sie ihnen Freude macht und sie erfüllt, machen sich Sorgen um ihre berufliche Zukunft.

Nicht zuletzt bedroht die Geburt eines Kindes die **materielle Sicherheit** eines Paares: Es muss, trotz Elterngeld, auf einen beträchtlichen Teil seines Gehaltes verzichten und seine Finanzen neu planen. Die meisten Paare entscheiden sich dafür, dass die Frau zu Hause bleibt, um sich um das Kind zu kümmern, weil die Familie auf diese Weise die geringsten Einkommenseinbußen hat. Das führt dazu, dass bisher ungekannte Machtkämpfe zwischen den Partnern ausbrechen. Nicht selten fühlen sich beide Partner rasch unwohl in ihrer eingeschränkten Rolle als »Nur-Verdiener« und »Nur-Hausfrau/-mann« und nicht ausreichend wertgeschätzt vom anderen.

Wenn man bedenkt, dass alle fünf Hauptsäulen der menschlichen Identität durch die Geburt eines Kindes erschüttert werden, ist es nicht verwunderlich, dass dieses Ereignis eine Krise für beide Elternteile sein kann.

Woran Sie eine postpartale Depression erkennen

Die Symptome und der Verlauf einer postpartalen Depression können so vielfältig und facettenreich sein wie die Frauen, die an ihr erkranken: Die einen stürzen sich in Hyperaktivität, die anderen versinken in Gleichgültigkeit. Viele Frauen lieben ihre Kinder tief, fürchten aber, ihnen keine gute Mutter sein zu können. Sie scheitern an ihren eigenen Ansprüchen und denen, die von außen an sie gestellt werden. Andere wiederum vermissen ihre frühere Freiheit und Selbstbestimmtheit und empfinden das Kind als Eindringling, dem gegenüber sie Aggressionen entwickeln. Manche Frauen sehnen sich auch intensiv nach dem Zustand der Schwangerschaft zurück, in der das Kind friedlich in ihrem Bauch herumschaukelte und eine harmonische Einheit mit ihnen bildete.

Wieder andere wenden sich gegen ihren Partner, beschimpfen und beschuldigen ihn und machen ihn verantwortlich für alle dunklen Gefühle, die sie empfinden. Einige Frauen versteifen sich darauf, dass die Ärzte und Pflegekräfte, die ihr Kind entbunden haben, Fehler begangen haben und daher schuld sind an ihrem Unglück.

Zahlreiche Frauen leiden an massiven irrationalen Ängsten: Sie befürchten, ihr Kind könnte eine Treppe herunterfallen, schlimm erkranken, am plötzlichen Kindstod sterben, nicht genug Milch von ihnen bekommen und verhungern. Oder sie haben Angst, selbst schwer zu erkranken oder gar zu sterben und nicht mehr für ihre Kinder da sein zu können.

Fast alle Betroffenen erleben, dass selbstverständliche körperliche Abläufe plötzlich beeinträchtigt sind: Sie können nicht mehr schlafen und sich nicht mehr entspannen, verlieren den Appetit oder haben Verdauungsprobleme. Sie leiden an Herzrasen und anderen Symptomen von Angst und Panik. Vielen Frauen setzt die Krankheit so sehr zu, dass sie nicht mehr leben wollen. Ausnahmslos **alle** sind tiefunglücklich über ihren Zustand und **keine** ist einfach nur eine lieblose Monstermutter, die ihr Kind umbringen will, weil es ihr gewohntes Leben auf den Kopf gestellt hat.

Sobald der Partner oder eine andere nahe Bezugsperson – die beste Freundin, die Mutter oder die vertrauten Schwiegereltern – das Gefühl hat, dass die frischgebackene Mutter längerfristig negativ verändert erscheint, also zum Beispiel über mehrere Wochen hinweg nervös, besorgt und übertrieben ängstlich ist, auffallend wenig schläft oder in kurzer Zeit stark an Gewicht verliert, sollte er oder sie reagieren. Seien Sie aufmerksam und suchen Sie verstärkt den Kontakt zu der Frau und ihren Gefühlen. Laden Sie sie in einer ruhigen Minute und in möglichst entspannter Atmosphäre zu einem Gespräch ein. Achten Sie darauf, Ihrer Partnerin zu jedem Zeitpunkt zu vermitteln, dass Sie sie lieben, und dass es nicht darum geht, ihr Vorwürfe zu machen, sondern dass Sie sich schlicht um sie sorgen. Erklären Sie ihr, dass es viele verschiedene Möglichkeiten gibt, ihr zu helfen, und dass es ihr mit Sicherheit bald entscheidend besser gehen wird, wenn sie bereit ist, sich helfen zu lassen (weitere Tipps finden Sie ab Seite 200). Je schneller eine Depression bemerkt wird, desto besser und effektiver kann sie behandelt werden.

Zur effektiven Früherkennung der postpartalen Depression gehört auch ihre endgültige Enttabuisierung: Erst wenn ein Buch über die Erkrankung ebenso zur Standardlektüre einer schwangeren Frau, und am besten auch ihres Partners, gehört wie etwa die »Hebammensprechstunde«[7] und andere gängige Ratgeber, wird der Krankheit ihr Schrecken genommen, und sie kann endlich als das verstanden und behandelt werden, was sie ist: eine erstaunlich häufig auftretende Erkrankung von Müttern nach der Geburt, die zwar heftig ist und weite Kreise zieht, weil sie auch das Baby, den Partner, andere Kinder in der Familie und möglicherweise weitere Menschen betrifft, die aber gut behandelt werden kann und deren Heilungschancen bei adäquater Therapie ausgezeichnet sind.

Du wolltest doch ein Kind
~ Mutterbild und Somatisierung der Schwangerschaft

Eine Szene kurz nach der Geburt meines ersten Sohnes ist mir immer noch als überwältigende Erfahrung – im positiven wie im negativen Sinne – wie in den Körper eingeschrieben. Ich saß auf dem Sofa im Wohnzimmer, erschöpft und müde, weil mein Baby einfach nicht hatte einschlafen wollen. Gerade begann ich mich, noch ein bisschen ungläubig, zu entspannen: Nach zwei langen Stunden, in denen ich meinen Sohn durch die Wohnung getragen und in meinen Armen hin und her geschaukelt hatte, in denen ich ihm immer wieder den Schnuller in den Mund gesteckt, ausgedachte Märchen erzählt und Schlaflieder ins Ohr gesummt hatte, war er endlich eingeschlummert. Ich hatte ihn vorsichtig in seinen Stubenwagen gelegt und seufzte erleichtert auf: Ein Käsebrot wollte ich mir machen, einen Tee zubereiten, vielleicht ein bisschen in die Zeitung schauen. Aber kaum war ich auf dem Weg in die Küche, begann das markerschütternde Brüllen aufs Neue: Mein Sohn war wieder wach! Was fühlte ich in dem Moment? Ärger? Wut? Sorge? Verzweiflung? Aggression? Hilflosigkeit? Hass?

Vor allem kann ich mich daran erinnern, dass mich mit einem Mal eine erschütternde, allumfassende Erkenntnis überflutete, mehr körperlich als rational: Mein Sohn würde nie wieder weggehen! Er würde immer da sein, immer bei mir. Ich könnte nicht einfach sagen: »Ich hab's mir doch anders überlegt: Er ist mir zu anstrengend, ich will ihn nicht mehr«, so, wie das manche bei einem Haustier machen und es ins Tierheim bringen. Oder so, wie man einen alten Freund, der einem fremd geworden ist, nicht mehr anruft, und den Kontakt einschlafen lässt.

Die totale Abhängigkeit meines Kindes von mir, dieses untrennbare lebenslange Band und die Verantwortung, die es mit sich brachte, jagten mir damals einen plötzlichen Schrecken ein. Ich fühlte mich mit einem Mal angekettet, eingesperrt, wie gelähmt. Ausgeliefert!

Jede junge Mutter erlebt vermutlich einen Moment, in dem ihr ihre neue Gebundenheit und Verletzbarkeit schockartig bewusst wird, so körperlich und allumfassend, dass sie es niemals im Leben mehr vergessen wird. Judith Holofernes, die Sängerin von »Wir sind Helden«, erzählt dazu: »Ich wollte immer Mutter sein. Es wird mich dazu anregen, über Vergänglichkeit und Verlustängste zu schreiben. Denn es gibt nichts, was mehr Mut erfordert, als sich dieser Verbundenheit auszuliefern. Das Kind macht mich unheimlich verwundbar.«[8]

Ich denke, dass die totale Gebundenheit an das Kind und die Verantwortung sowie der konstruktive Umgang mit diesen Gefühlen für Frauen heute eine besondere Herausforderung darstellen, da sie vor der Geburt ihres Kindes länger als jemals zuvor in der Geschichte der Menschen ein selbstbestimmtes, ich-zentriertes Leben geführt haben.

Als ich nach der Geburt meines zweiten Sohnes nur noch unzufrieden war mit meinem Leben und mich am Telefon gegenüber meiner Mutter darüber beschwerte, dass alles an mir hängenbliebe, die Kinderziehung, der Haushalt, dieser ganze kleingeistige bekloppte Alltag, während mein Freund sich bei der Arbeit amüsiere, interessante Vorträge höre und tolle Seminare gebe, rief sie halb überrascht, halb verständnislos aus: »Ja, Ulrike, aber **du** wolltest doch unbedingt ein zweites Kind!«

Ich weiß noch genau, wie hilflos ich diesem Satz gegenüberstand. Wie ich nicht wusste, was ich entgegnen sollte, denn es stimmte ja: Vor allem **ich** hatte dieses zweite Kind gewollt! Niemand hatte mich dazu gezwungen, noch ein Kind zu bekommen. Mein Lebensgefährte freute sich darüber, hätte aber auch gut nur mit unserem großen Sohn und mir weiterleben können, und mein Sohn war zwar durchaus zufrieden mit seinem kleinen Bruder, hatte selbst aber nie ein Geschwisterkind »eingefordert«.

Mutter werden in Deutschland

Vor allem beruflich erfolgreichen Frauen geht es häufig beim ersten Kind so, wie es mir bei meinem zweiten ging: Lange haben sie sich ihr fantastisches Leben als Mutter ausgemalt und es sich herbeigewünscht. Wenn sie es dann wirklich leben, sind sie überrumpelt, verunsichert – und lange nicht so glücklich, wie sie es sich vorgestellt haben.

Ihr erstes – und oft einziges – Kind bekommen sie oft relativ spät, weil die Phase der beruflichen Ausbildung und Selbstverwirklichung vor der Familiengründung heute im Allgemeinen länger dauert denn je. Häufig ist es dann für die Frauen schwierig, überhaupt schwanger zu werden. Aufgrund ihres fortgeschrittenen Alters ist die Schwangerschaft verbunden mit speziellen Screenings und zusätzlichen Untersuchungen, was die Frauen natürlich weiter verunsichert.

Nachdem sie jahrelang ein unabhängiges, erfolgreiches Leben geführt haben, sitzen sie nun plötzlich allein mit ihrem Baby in einer Wohnung, weit weg von ihrem Büro, den Bars und anderen Plätzen, an denen sie vorher zusammen mit ihren Freunden die Freizeit verbracht haben. Nach fast zwei Jahrzehnten des selbstbestimmten Lebens sehen sie sich einem besitzergreifenden Baby ausgesetzt, das ihr früheres Leben zunichtemacht. Keiner bedankt sich mehr bei ihnen, lobt sie oder belohnt sie, nichts ist mehr geordnet, verlässlich, so wie sie es kennen. Der Verlust von Selbstbestimmung und die häufig maximal verinnerlichten Leistungsansprüche der Frauen treiben sie in eine Depression.

Dazu gehört auch die aktuelle Haltung zum Thema »Kinder kriegen«, die man unter dem Begriff »Projekt Kind« zusammenfassen könnte: Immer mehr Familien bekommen nur ein einziges Kind, das dann alle Wünsche, Projektionen und Vorstellungen der Eltern erfüllen soll.

Die französische Philosophin Elisabeth Badinter schreibt zu dem Gegensatz zwischen dem heute immer noch herrschenden Mutterbild, das von der Mutter die totale Hingabe an das Kind fordert, und unserer gegenwärtig individualistisch und hedonistisch geprägten westlichen Gesellschaft: »In einer Kultur, die das ›Ich‹

zuerst‹ zum Prinzip erhoben hat, ist Mutterschaft eine Herausforderung, ja sogar ein Widerspruch. Was für eine kinderlose Frau legitim ist, ist es nicht mehr, sobald ein Kind da ist. Die Sorge um sich selbst muss der Selbstaufgabe weichen, und auf das ›Ich will alles‹ folgt das ›Ich bin ihm alles schuldig‹. Seit man sich dafür **entscheidet**, ein Kind in die Welt zu setzen, spricht man weniger von einem Geschenk als von einer Schuld.«[9]

Wie aktuell diese Aussage ist, zeigen zum Beispiel auch Facebook-Seiten für, von und über Eltern, auf denen täglich Artikel, Videos und Sinnsprüche zu den Vorteilen des Stillens oder von Tragetüchern und zu den Glücksmomenten im Leben von Vätern und Müttern gepostet werden. Dort sind Bilder wie das eines rundlichen, zufrieden an der Schulter seiner Mutter schlummernden Babys zu sehen, begleitet von Sprüchen wie: »Du verlierst deine Identität nicht, wenn du ›nur Mutter‹ bist. Du gewinnst eine ganz neue.«[10]

So diskutabel die Internetcommunity von Facebook auch sein mag, so vermittelt sie doch ein durchaus ernst zu nehmendes Stimmungsbild zu gesellschaftlich relevanten Fragen. Ich fühlte mich nicht minder vor den Kopf gestoßen, als ich die fast ausschließlich begeisterten Kommentare zu einem dieser Postings las, einschließlich der Hetze gegen Frauen, die ihren Beruf lieben und auch im ersten Jahr nach der Geburt nicht vollständig auf das Arbeiten verzichten möchten.

Immer wieder erstaunt mich die Tatsache, mit wie viel Feindseligkeit und Dogmatismus solche Debatten geführt werden: Die eigene Lösung wird als einzig akzeptable dargestellt, und alles andere als moralisch verwerflich und unmöglich zurückgewiesen. Warum ist es in Deutschland so schwierig, in Bezug auf die unterschiedlichen Lebensmodelle von Müttern Toleranz walten zu lassen?

Ein Grund dafür könnte unter anderem das überholte deutsche Mutterbild sein, das Barbara Vinken als »altehrwürdiges Produkt des Protestantismus« bezeichnet[11], und das, wie Elisabeth Badinter schreibt, immer noch stark von Freuds Vorstellungen der Frau als passiv und masochistisch geprägt sei.[12] Laut der Philosophin unterscheidet sich das deutsche Mutterbild von anderen Mütterbildern vor allem in Südeuropa, etwa in Frankreich und in Italien: »Aus französischer Perspektive ähnelt die deutsche Mutter seltsamerweise eher der italienischen Mamma oder der japanischen Kenbo als der französischen Maman, obwohl die drei Länder kulturell ansonsten sehr unterschiedlich sind. Sobald Deutsche, Italienerinnen oder Japanerinnen Mütter werden, verkümmert ihre Rolle als Frau oft – anders als in der französischen Tradition – so weit, dass kaum mehr Platz für ihre persönlichen Interessen und Ambitionen bleibt.«[13]

Laut Elisabeth Badinter fällt allgemein in den westlichen Ländern eine Rückentwicklung des gesellschaftlichen Verständnisses von Mutterschaft auf, die seit Beginn der 1970er-Jahre zu beobachten ist und zum Ziel hat, »die Mutterschaft wieder ins Zentrum des weiblichen Lebens zu stellen«.[14]

Das Konzept vom sogenannten Mutterinstinkt, das sich bis heute in den Köpfen vieler Menschen erhalten hat, die Annahme also, dass jede Mutter ihr Kind auf den ersten Blick bedingungslos liebt und genau spürt, wie es ihm geht und was es braucht, trägt zur Krise der Mütter von heute bei. Es setzt vor allem die durchaus beträchtliche Anzahl jener Frauen unter Druck, die die Liebe für ihr Kind und das Verständnis für seine Bedürfnisse erst Schritt für Schritt entwickeln – ein Vorgang, der nach neusten medizinischen Erkenntnissen völlig normal ist. So beschreibt die Professorin für Entwicklungspsychologie und Pädagogische Psychologie, Gabriele Gloger-Tippelt, in ihrem Modell »Phasen des Übergangs zur Elternschaft«, dass die Gewöhnungsphase an das neugeborene Kind bei allen Eltern erst in der zweiten Hälfte des ersten Lebensjahres einsetze.[15]

Auch Philosophinnen wie früher Simone de Beauvoir und heute Elisabeth Badinter stellen den Mutterinstinkt in Frage. Elisabeth Badinter bezeichnet ihn als »Mythos«, der »kein Grundbestandteil der weiblichen Natur« sei:[16] »Angesichts des Wandels in der Einstellung der Mütter gelangt man zu der Überzeugung, dass der Mutterinstinkt ein Mythos ist. (...) Wir haben im Gegenteil festgestellt, dass ihre Gefühle in Abhängigkeit von ihrer Bildung, ihren Ambitionen oder ihren Frustrationen äußerst wandlungsfähig sind. Man kommt deshalb nicht an der vielleicht grausamen Schlussfolgerung vorbei, dass die Mutterliebe nur ein Gefühl und als solches wesentlich von den Umständen abhängig ist. Dieses Gefühl kann vorhanden sein oder auch nicht vorhanden sein, es kann auftreten und verschwinden.«[17]

Die Philosophin kritisiert auch die »Mär vom Bonding«[18], also die Grundthese der Bindungstheorie, in der davon ausgegangen wird, dass Neugeborene und ihre Mütter schon unmittelbar nach der Geburt eine einzigartige und unersetzbare Bindung zueinander aufbauen. Stattdessen haben Anthropologen in zahlreichen Kulturen eine gewisse anfängliche Zurückhaltung von Müttern gegenüber ihren Kindern beobachtet, eine »Phase der Indifferenz«, während der sich die Frau von den Anstrengungen der Entbindung erholt.[19] Eine Studie über Erstgebärende in Großbritannien hat sogar ergeben, dass 40 Prozent der jungen Mütter erklärten, sie hätten anfangs keinerlei Zuneigung zu ihrem Baby verspürt.[20]

Ich persönlich habe für meine beiden Kinder sofort nach der Geburt eine überwältigende, ungekannte Liebe und Zärtlichkeit empfunden. Aber das Gespür dafür, was sie wollten – ob sie müde waren oder hungrig, ob sie sich einsam fühlten oder gelangweilt, ob sie Bauchschmerzen hatten, froren oder schwitzten –, ist erst Schritt für Schritt gewachsen.

Im Rahmen meiner Recherchen zu diesem Buch habe ich mit erstaunlich vielen Frauen gesprochen, mit gesunden ebenso wie mit solchen, die an einer postpartalen Depression litten, die mir erzählten, die Liebe zu ihrem Kind habe sich erst nach einer gewissen Zeit entwickelt. Ich denke zum Beispiel an die junge Pflegekraft, die ihr Baby zunächst als eine Art »fremden Gegenstand« empfunden hat, und an die erfolgreiche Journalistin, die äußerte, sie habe erst wahre Zuneigung zu ihren beiden Kindern entwickelt, als diese begonnen hätten zu sprechen: »Wie hätte ich sie vorher auch richtig lieben können, ohne Sprache? Ich kannte sie ja gar nicht wirklich«, erklärte sie mir.

Beide sind gesunde Frauen, die nicht an einer postpartalen Depression gelitten haben. Dennoch kannten auch sie anfängliche Fremdheitsgefühle gegenüber ihren Neugeborenen.

Der Kinderwunsch in Deutschland

Die aktuellen Geburtenzahlen für Deutschland spiegeln den Konflikt wieder, in dem sich die Frauen heute hinsichtlich der Vereinbarkeit von Kindern und beruflicher Karriere immer noch beziehungsweise wieder verstärkt befinden. Das wird erschreckend deutlich, wenn man sich die Zahlen einer aktuellen Studie des Bundesinstituts für Bevölkerungsforschung anschaut, die Uta Rasche in einem FAZ-Artikel auswertet:[21] So liegt Deutschland hinsichtlich der Geburtenrate und des Kinderwunsches nicht nur im europäischen, sondern auch im internationalen Vergleich weit hinten. Im Jahr 2010 hatte Deutschland eine Geburtenrate von nur 1,39 Kindern. Auch wünschen sich die Deutschen im Schnitt nur 1,7 Kinder. In den meisten europäischen Ländern ist der Kinderwunsch wesentlich höher und liegt in der Regel bei zwei oder mehr Kindern. Elternschaft gehört für Deutsche nicht unbedingt zum Lebensglück, wird in der Studie weiterhin festgestellt – auch das sehen Befragte in anderen Ländern anders. Das Ansehen, das Eltern für ihr Engagement in der Kindererziehung erhalten, ist in Deutschland ebenfalls deutlich niedriger als in anderen Ländern. Ein Grund für diesen Trend ist laut der Studie das Rollenverständnis in Deutschland: Von einer Mutter wird nach wie vor erwartet, dass sie mit den Kindern zu Hause bleibt. Vor allem in den alten Bundesländern sind fast zwei Drittel der Befragten der Meinung, dass ein Kleinkind darunter leidet, wenn es nicht rund um die Uhr von seiner Mutter betreut wird. In den neuen Bundesländern ist immerhin noch ein gutes Drittel der Befragten dieser Ansicht. Die Studie geht daher davon aus, dass nicht nur die schlechten Möglichkeiten der Kinderbetreuung in Deutschland für die problematische Situation von Müttern verantwortlich sind, sondern eben dieses Rollenbild, das die Frauen auch selbst vertreten. Besonders drastisch sind die Zahlen in Deutschland in Bezug auf Akademikerinnen zwischen 40 und 45, von denen beinahe jede Dritte kein Kind hat.

Die weitere Entwicklung der Geburtenraten in Deutschland wird ebenfalls nicht positiv sein. Bevölkerungsforscher nehmen an, dass junge Leute, die in einer Gesellschaft aufgewachsen sind, in der es vor allem Familien mit nur einem Kind gibt, sich später ebenfalls nur ein oder maximal zwei Kinder wünschen werden.[22] Aus alldem ergibt sich die Schlussfolgerung, dass bei uns die Kleinstfamilie zur Norm geworden ist – und das wird sich auch innerhalb kurzer Zeit nicht einfach wieder verändern lassen, etwa durch Maßnahmen in der Familienpolitik. Diese Entwicklung könnte, wie wir alle wissen, nicht nur katastrophale Auswirkungen auf die Bezahlung der Renten in unserem Land haben, sondern auch auf seine Leistungsfähigkeit und letzten Endes auf sein Überleben im internationalen wirtschaftlichen Wettstreit.

Ich persönlich glaube, dass das überholte Mutterbild in Deutschland, an dem Frauen sich heute immer noch abarbeiten, nicht nur die Geburtenraten drückt, sondern auch zu einem Anstieg der postpartalen Depressionen vor allem bei Müttern mit guter beruflicher Ausbildung führt, also bei Frauen mit akademischem Hintergrund beziehungsweise einem erfolgreichen Berufsleben.

So haben bis zu 70 Prozent der erkrankten Frauen, die bei Ärzten und in Krankenhäusern mit Symptomen der postpartalen Depression vorstellig werden, ein Abitur oder ein Hochschulstudium abgeschlossen. Das hat wohl auch damit zu tun, dass sich diese Frauen gründlicher über die Erkrankung informieren, aber es ist meines Erachtens darüber hinaus ein Warnsignal, das Aussagekraft hat in Bezug auf die Rolle der Frau und Mutter in unserer heutigen Gesellschaft.

Abgesehen von den zahlreichen und totalitären Ansprüchen an eine gute Mutter in Deutschland gibt es weitere Gründe für die aktuelle Zunahme der postpartalen Depression: Der Verlust der Großfamilie führt dazu, dass junge Mütter und Väter kaum noch oder gar keine Erfahrungen mehr im Umgang mit Babys und Kleinkindern sammeln können, bevor sie selbst Eltern werden. Auch werden sie häufig nicht mehr von ihren eigenen Eltern unterstützt, die an einem anderen Ort leben, oft auch selbst noch berufstätig sind und daher kaum die Möglichkeit haben, sich regelmäßig um ihre Enkelkinder zu kümmern. So fühlen sich viele Eltern in der plötzlichen Konfrontation mit ihrem Baby alleine gelassen und überfordert.

Wenn Schwangerschaft als Krankheit gilt

Immer mehr Frauen leiden zudem unter einem Vertrauensverlust in ihren Körper. Grundlegend verunsichert durch die heute hochdifferenzierte Pränataldiagnostik und die zahlreichen verschiedenen Untersuchungen, die diese miteinschließt, verlieren viele Frauen den Glauben daran, dass sie **einfach** ein Kind bekommen können. Diese Entwicklung kann meiner Meinung nach die Mutter-Kind-Beziehung und die Einstellung der Mutter zum Kind negativ beeinflussen. Anstatt dass die werdende Mutter voller Vorfreude und Zuversicht der Geburt ihres Kindes entgegensieht und beispielsweise entzückt feststellt, dass ihr Baby in den letzten Tagen eine süße Schlafmütze gewesen ist, weil es sich so wenig in ihrem Bauch bewegt hat, rennt sie verängstigt und aufgewühlt zum Arzt und lässt einen zusätzlichen Ultraschall machen, um die maximale, technisch bestätigte Sicherheit zu haben, dass es dem Ungeborenen auch wirklich gut geht.

Die Idee, dass Schwangere medizinische Unterstützung brauchen, ist dabei relativ jung: Sie kam erst in den 1960er-Jahren auf und führte zur Einführung von regelmäßigen Vorsorgeuntersuchungen und dem Mutterpass. Das hatte einerseits den positiven Effekt, dass die Sterbefälle während Schwangerschaft und Geburt gesenkt wurden. Andererseits wurde dadurch aber auch aus der Schwangeren eine Patientin gemacht: »Geburtshilfe war noch nie so sicher wie heute. Gleichzeitig sind Eltern jedoch so unsicher wie nie zuvor«, heißt es in einer Dokumentation zu dem Thema auf »Arte« vom 19. Februar 2013.[23]

Der Ultraschall, mit dem Eltern heute schon ab dem vierten Monat der Schwangerschaft ihr Kind auf faszinierenden 3D-Bildern erkennen können, schafft einerseits eine Bindung zum Kind, die es früher zu diesem Zeitpunkt so nicht gegeben hat. Andererseits lenke die Technik aber ab vom Selbstempfinden der Frau und ihrem Vertrauen in dieses, so Professor Klaus Vetter, Geburtsmediziner im Vivantes Klinikum Berlin: Die Ärzte würden nicht mehr danach fragen, was die Frau fühle, sondern sie würden stattdessen den Ultraschall konsultieren. Eine Geburt sei ein Naturereignis, das nicht mehr in unsere heutige hochtechnisierte Welt passe, schließen die Macher der Sendung. Diese sei von einem allgegenwärtigen Perfektionsdruck geprägt.[24]

Auch die zahllosen Ratgeber, Zeitschriften und Eltern-Kind-Kurse, die werdende und junge Eltern mit den unterschiedlichsten Ratschlägen und Studien über den optimalen Umgang mit dem Kind bombardieren, führen zu einer weitgehenden Verunsicherung. Zu jedem noch so kleinen Problem werden Bücher und das Internet zu Rate gezogen; kaum eine Mutter vertraut noch einfach »nur« auf ihren gesunden Menschenverstand, auf das grundlegende, vertrauensvolle Gefühl: »Ich werde das schon irgendwie richtig machen.«

Ich kenne das auch aus eigener Erfahrung (siehe auch ab Seite 59) und aus meinem Freundeskreis: Seit neustem ist eine meiner Freundinnen schwanger – endlich! Sie ist eine erfolgreiche Anwältin und spätgebärend. Seit mehr als zehn Jahren hat sie darauf gewartet, endlich ein Baby zu bekommen, aber entweder hatte sie keinen Mann an ihrer Seite – oder einen, der (noch) keine Kinder haben wollte. So hatte sich der Traum ihres Lebens bislang nicht erfüllt. Je länger sie sich nach einem Kind sehnte, umso fantastischer schien das Unterfangen für sie zu sein.

Nun, da es endlich geklappt hat, ruft sie mich ungefähr einmal die Woche zweifelnd, weinend, ängstlich an, weil sie nicht glauben kann, dass sie wirklich ein Baby bekommt. Sie wird von Ängsten geradezu verfolgt; die meisten sind irrational: Ständig fürchtet sie, das Kind könnte nicht weiterwachsen in ihrem Bauch, sein Herz könnte einfach aufhören zu schlagen, es könnte behindert sein, sie könnte die Schwangerschaft nur geträumt haben. Meine Freundin ist eine wunderbare und selbstbewusste Frau: Sie malt beeindruckende Bilder, sie kann großartig kochen, nähen und Räume gestalten, und sie hat viele verschiedene und interessante Freundinnen und Freunde. Meine Freundin hat also bisher vieles in ihrem Leben geschafft, was anderen Frauen nie vergönnt sein wird. Das scheint ihr aber nicht bewusst zu sein oder sie empfindet es als völlig normal. Das Normalste auf der Welt aber, die Tatsache, ein gesundes Kind auf die Welt zu bringen, ist für sie ein nahezu unmögliches Wunder. Dazu hat sicher die persönliche Lebensgeschichte meiner Freundin beigetragen, aber auch der gesellschaftliche Umgang mit den Themen »Schwangerschaft« und »Geburt«, der dazu führt, dass Frauen ihr Vertrauen in den eigenen Körper und in den Prozess des Kinderbekommens zunehmend verlieren.

In dem Roman »Das Baby« von Marie Darrieussecq (siehe Anhang, ab Seite 211) gibt es eine rührende Szene, die mich sprachlos vor Bewunderung gemacht hat. Die Autorin beschreibt hier, wie ihr zwei Monate zu früh geborenes Baby hilflos zappelnd in seinem Brutkasten auf dem Rücken liegt und nicht einschlafen kann: »Es lag da wie eine Schildkröte auf dem Rücken, strampelte mit seinen vier Pfoten in der Luft, suchte die verlorenen Wände der Gebärmutter; und es verausgabte sich: ein dramatisches Zittern hinter Plexiglas. (…)

Ich wusste, dass es zu Kräften kommen musste. Ich wusste, dass es auf dem Bauch schlafen, sich zusammenrollen und beruhigen musste. Sie (die Kinderkrankenschwester) dagegen wusste, dass es einen Buckel kriegen würde, wenn es da lag wie ein Frosch, sie wusste, dass es in ein paar Wochen, wenn wir es nach Hause mitnehmen würden, sowieso auf dem Rücken schlafen musste, sonst zack! Plötzlicher Kindstod!

Ich ging wieder zum Brutkasten. Ich öffnete die Tür, und die feuchte Wärme kroch in meinem Ärmel hoch. Ich legte meine Hand unter seinen Rücken und drehte es um wie einen Pfannkuchen, mit einer einzigen Bewegung, ohne mich um die Schnüre, die Schläuche, die Elektroden zu kümmern. In derselben Sekunde schlief es ein. Die Maschinen gaben Ruhe. In dieser Nacht habe ich begriffen, dass ich seine Mutter bin.«[25]

»Bombastisch!«, dachte ich, als ich das las. Niemals hätte ich mich das getraut, einfach das zu tun, was ich gefühlsmäßig als richtig empfunden hätte! Und doch scheint es das einzig Richtige zu sein, in dieser Situation. Welche Mutter – oder auch welcher Vater – wagt es aber heutzutage noch, der Expertenmeinung von Medizinern, Kinderpsychologen und -pädagogen zu widersprechen und einfach intuitiv das für sein Kind zu tun, was ihr oder ihm richtig erscheint?

Unbedingte Leistungsfähigkeit – und zwar ohne Pause

Ein weiterer Faktor, der das Entstehen von postpartalen Depressionen fördert, ist der Verlust des Wochenbetts. In unserer Gesellschaft, in der die gute Mutter gleichzeitig beruflich erfolgreich, sexy, durchtrainiert, wunderschön, geistreich und dabei auch noch entspannt und gelassen zu sein hat, wird von ihr verlangt – und sie verlangt es auch von sich selbst –, dass sie schon wenige Tage nach der Geburt wieder topfit und allseits einsatzbereit ist: Kaum aus dem Krankenhaus entlassen, wird wieder Schminke aufgelegt, die alten Kleider, die natürlich direkt nach der Entbindung wieder passen müssen, werden aus den Schränken gekramt, Freunde und Familie im Stundentakt empfangen, auf schon fast manische Art und Weise Fotos vom neugeborenen Sprössling per SMS und E-Mail verschickt und auf Facebook gepostet. Die frisch gebackene Mutter schnürt sogleich die Laufschuhe, auch die tägliche Schwangerschaftsgymnastik ist obligatorisch, und – falls es schon ältere Kinder gibt – werden diese natürlich sofort wieder bei den Hausaufgaben betreut und zum Fußballspiel gebracht. Möglichst schnell heißt es: zurück zum gewohnten Alltagsleben, anstatt wenigstens für ein, zwei Wochen innezuhalten, die außergewöhnliche erste Zeit nach der Geburt zusammen mit dem Neugeborenen zu genießen und sich einander behutsam anzunähern.

Zum hohen inneren Druck kommt oft eine Erwartungshaltung von außen, gerade auch in bikulturellen Beziehungen. Unterschiedliche Vorstellungen gerade auch hinsichtlich des Zusammenlebens mit Kindern prallen aufeinander. So bin ich zum Beispiel einer Japanerin begegnet, die mit einem Österreicher ein Kind bekommen und nach der Geburt eine postpartale Depression entwickelt hatte. Abgesehen von der Tatsache, dass eine Frau in der hochsensiblen Phase nach der Geburt ihre Familie und das Gefühl von Heimat und Zugehörigkeit besonders stark braucht (siehe auch ab Seite 64), litt diese junge Mutter auch darunter, dass sie eine völlig andere Vorstellung vom Wochenbett hatte als ihr Partner. In ihrer Heimat Japan ist es üblich, dass die jungen Mütter sich nach der Geburt wochenlang ausruhen dürfen und neben der Sorge für das

Neugeborene keine anderen Pflichten haben. Ihr Mann aber, für den als Österreicher der Begriff des »Wochenbetts« kaum mehr existierte, hatte von ihr erwartet, dass sie gleich nach der Geburt alle ihre Pflichten und Aufgaben wieder erfüllte. Die unterschiedlichen Auffassungen davon, wie man die Zeit nach der Geburt verbringen solle, hatten bei diesem Paar nicht nur zu der depressiven Erkrankung der Frau beigetragen, sondern auch die Beziehung in eine tiefe Krise schlittern lassen.

Wichtig: sein eigenes Leben leben

Ich selbst bin erst mit meinem Leben zufrieden, seitdem ich mich von der Vorstellung verabschiedet habe, in einem festen und sicheren Angestelltenverhältnis 40 Stunden pro Woche zu arbeiten und gleichzeitig eine liebevolle und aufmerksame Mutter für meine beiden Kinder zu sein. Zwar knallen mir immer wieder entsetzte Fragen entgegen wie: »Und was ist mit deiner Rente?!« oder »Und was ist, wenn ihr euch trennt? Wovon willst du dann leben?« und »Was machst du, wenn du freiberuflich keinen Erfolg mehr hast?!«. Aber ich kann ihnen meist ruhig und gelassen begegnen. Die Tatsache, dass ich jeden Tag an meinem Schreibtisch sitzen und schreiben darf, erfüllt mich immer wieder aufs Neue mit einem ungekannten Glück, das mich entschädigt für etwaige Existenzängste oder eine schlechte Auftragslage. Ich bin meine eigene Herrin, kann kreativ arbeiten und meine Kinder um 16 Uhr aus dem Kindergarten und vom Hort abholen und mit ihnen den restlichen Nachmittag verbringen. Ich merke immer wieder, dass genau diese Balance zwischen beruflicher Erfüllung, geistig-schöpferischer Tätigkeit und dem Zusammensein mit meinen Kindern mir gut tut. Weder das eine noch das andere allein würde mir reichen: Hocke ich mehrere Tage mit einem Kind zu Hause, weil es krank ist und das Bett hüten muss, bekomme ich einen Lagerkoller und sehne mich brennend nach meiner Arbeit. Und wenn ich eine Zeitlang ununterbrochen schreibe, um Abgabefristen einzuhalten, vermisse ich Zeit mit meinen Kindern, mein Kopf wird schwer und ich bringe nichts Vernünftiges mehr zustande. Es ist heilsam und bereichernd für mich, nachmittags und am Wochenende aufgesogen zu werden von der Welt meiner Kinder, in der nicht zählt, ob meine Lektorin will, dass ich mein ganzes Manuskript überarbeite, oder ob meine Texte möglicherweise schlechte Kritiken bekommen haben, sondern nur noch die Frage, wo das rote Spielauto ist, ob wir ein Eis essen oder auf den Spielplatz gehen. Das lenkt mich ab, hilft mir, mich selbst und das Leben nicht so ernst zu nehmen, zeigt mir, was – auch – wichtig ist.

Natürlich ist mir bewusst, dass ich in der privilegierten Lage bin, durch meine berufliche Qualifikation und die Unterstützung meines Lebensgefährten dieses Leben führen zu können. Genauso weiß ich, dass nicht alle Frauen eine solche freie Entscheidung treffen können, sondern beispielsweise aufgrund finanzieller Gründe ihr Privat- und Berufsleben anders planen müssen.

Dennoch: Für mich ergänzt der Beruf das Leben als Mutter und andersherum – ich bin definitiv nur dann glücklich, wenn ich beides haben kann!»Ich möchte ehrlich gesagt mit niemandem den ganzen Tag und die ganze Nacht durchgehend verbringen! Nicht mit meinem Mann, nicht mit meiner besten Freundin und auch nicht mit meinen Kindern«, ist auch die Meinung einer guten Freundin. Sie hat drei Kinder und ist eine jener Frauen, die offen zugeben, dass sie keine besonderen beruflichen Ambitionen haben. Dennoch hat sie – natürlich – auch noch andere Interessen als ihre Kinder und den Haushalt: Meine Freundin liest leidenschaftlich gern, arbeitet halbtags in einem Büro, ist eine engagierte Freundin und interessiert sich für Kunst und Kultur in allen Facetten. Deshalb hatte sie, die mir in ihrer Entspanntheit und ihrem unkonventionellen Wesen als Mensch und Mutter ein wichtiges Vorbild ist, auch kein Problem damit, alle ihre Kinder zu einer Tagesmutter zu geben, bevor sie ein Jahr alt waren.

Die Frage der Kinderbetreuung

Ein Problem, das viel mit der Rolle der Frau – auch als Mutter – in unserer Gesellschaft zu tun hat, ist die Frage der Kinderbetreuung.

Mir fiel dieses Problem nach meinem Umzug nach Wien sehr viel schmerzlicher auf als nach der Geburt meines ersten Sohnes in

Berlin: Einerseits gibt es in Wien kaum Orte, an denen sich junge Mütter mit ihren Kindern aufhalten können. Andererseits wird aber, gerade in den konservativen Randbezirken, von den Müttern noch selbstverständlicher die totale Hingabe an das Kind erwartet, als ich es von Berlin kenne. Meine beiden Freundinnen, die ich nach einiger Zeit in Wien gewonnen hatte, und ich sind mehrmals von meist älteren Damen kritisiert worden, weil wir uns mit unseren Babys in Kaffeehäusern aufgehalten haben, anstatt züchtig zu Hause zu bleiben. Einmal war ich zum Beispiel mit einer Freundin in einem Café, als unsere Babys etwa drei Wochen alt waren. Sie waren friedlich und lieb, keines störte durch Geschrei. Dennoch fragten uns zwei Damen leicht indigniert, wie alt unsere Babys seien, und als wir ihnen antworteten, bemerkten sie mit gerümpfter Nase: »Noch so klein und schon im Kaffeehaus. Das hätten wir früher **nie** gemacht!«

Die Botschaft solcher Erlebnisse ist klar und wird von der eklatanten Unterversorgung mit Kinderbetreuungseinrichtungen untermalt:[26] In ganz Wien gibt es nur rund 5000 Krippenplätze, eine Zahl, die lächerlich anmutet im Vergleich zu den 75 000 Babys, die hier pro Jahr zur Welt kommen. So ist es auch auffällig, dass in der privaten Krippe, die wir schließlich für unseren kleinen Sohn gefunden hatten, als er ein Jahr alt war, kein einziges Kind ist, das zwei österreichische Elternteile hat. Hier sieht man ausschließlich Kinder, die aus bikulturellen Beziehungen stammen oder deren Eltern beide ausländisch sind. In der Krippe geht es äußerst liebevoll und lustig zu, und unser Sohn hat sich dort von Beginn an wohlgefühlt.

Auch Ganztagsschulen sind – ebenso wie in den meisten Teilen von Deutschland, der Schweiz oder Österreich – in Wien Mangelware, und der Absicht, sein Kind in einen Hort zu geben, wird oft mit Missbilligung begegnet. Als ich neu angekommen in Wien und hochschwanger einen Krippen- oder Tagesmutterplatz für meinen noch ungeborenen Sohn und einen Hortplatz für meinen großen Sohn suchte, der ein Jahr später eingeschult werden sollte, verzweifelte ich beinahe, so hoffnungslos sah die Betreuungssituation aus. Immer wieder stieß ich auf Unverständnis, wenn ich mich mit meinem dicken Bauch bei einem Hort präsentierte und um einen Platz nahezu bettelte.

Es ist kein Geheimnis, dass es nahezu in ganz Deutschland, aber auch in Österreich und in der Schweiz immer noch extrem schwierig ist, für Kinder unter drei Jahren eine Betreuungseinrichtung zu finden. Ich hatte mich nie der Frage gestellt, wie ich damit umgehen würde, wenn ich mit solchen Bedingungen konfrontiert wäre. Ich wusste genau, dass ich eingehen würde wie eine vertrocknende Pflanze, wenn ich in den nächsten drei Jahren nichts anderes zu tun hätte, als meine Kinder zu betreuen und den Haushalt zu organisieren. Das war absolut unvorstellbar für mich!

Daher war es für mich immer selbstverständlich, dass ich meine Kinder nicht rund um die Uhr selbst und völlig allein betreuen will und werde, sondern mir Unterstützung von außen suche. Den Begriff »Fremdbetreuung« finde ich persönlich dabei schwierig. Erstens habe ich nicht das Gefühl, dass mein jüngerer Sohn in seiner Krippe mit drei liebevollen und herzlichen Pädagoginnen, die er alle fast von Beginn an kennt und innig liebt – morgens rennt er lachend in ihre Arme! – **fremd**betreut ist. Zweitens muss es für mein Empfinden immer um die Bedürfnisse aller Familienmitglieder gehen, nicht nur um die des Kindes. Sicher ist es für das Kleinkind wohltuend, möglichst viel Zeit mit seinen Eltern zu verbringen. Aber dieses Glück wird automatisch getrübt, wenn Mutter oder Vater dauerhaft unzufrieden sind, weil sie nicht ausreichend ihre eigenen Bedürfnisse berücksichtigen können. Leider wird in den Debatten um die Berufstätigkeit der Mütter und die Vor- und Nachteile von öffentlicher und privater Betreuung oft vergessen, dass der Zustand, dass allein die Mutter sich um ihr Kind kümmert, weltweit und historisch gesehen »nur eine Variante, wenn nicht sogar ein Grenzfall« ist.[27] Laut Lieselotte Ahnert, Professorin für Entwicklungspsychologie, sind multiple Betreuungssysteme, in denen die Mutter ebenfalls eine zentrale Funktion beibehält beziehungsweise erwirbt, mindestens genauso weit verbreitet. Das funktioniert auch dann, wenn der Betreuungsanteil der Mutter weniger als 50 Prozent der Tageszeit umfasst.[28] Entscheidend in Bezug auf die Bindungsqualität der Kinder zu ihren Müttern sind also »weder irgendeine bestimmte Art der nichtmütterlichen Betreuung noch deren Qualität, noch der Beginn und die Anzahl der Stunden«, sondern allein die Feinfühligkeit der Mutter und ihre eigene Betreuungsqualität.[29]

Ich selbst bin in behüteten Verhältnissen aufgewachsen. Erst im Alter von vier Jahren ging ich in den Kindergarten, wo ich nur selten schlafen musste; meist wurde ich schon nach dem Mittagessen zusammen mit meiner Zwillingsschwester abgeholt. Ich habe nie einen Hort oder eine Ganztagsschule besucht, sondern konnte immer nach dem Unterricht unmittelbar nach Hause gehen, wo unsere Mutter uns mit einem Mittagessen empfing. Sie war in der Erwachsenenbildung tätig, übte diesen Beruf aber, als wir drei Schwestern klein waren, nicht aus und engagierte sich dafür ehrenamtlich. Unser Vater arbeitete an der Universität, konnte sich seine Zeit also relativ flexibel einteilen. Oft war er schon mittags oder am frühen Nachmittag zu Hause. So aßen wir häufig alle zusammen zu Mittag und tauschten uns in vertrautem Kreise darüber aus, was wir am Tag erlebt hatten. Meine Schwestern und ich konnten jederzeit mit unseren Eltern sprechen, wenn wir Sorgen hatten, mit unseren Hausaufgaben nicht weiterkamen oder stritten.

Manchmal überfällt mich Sehnsucht nach dieser familiären Geborgenheit, die ich, in irgendeinem Winkel meines Herzens, meinen Kindern auch gern schenken würde. Dann frage ich mich, warum es für mich selbstverständlich war und ist, dass meine Kinder schon mit einem Jahr die Krippe besuchten, später bis 16 Uhr im Kindergarten waren und mein größerer Sohn jetzt als Schulkind im Hort. Ich habe nie ernsthaft darüber nachgedacht, wegen der Kinder auf meine berufliche Entfaltung zu verzichten. Das war nie, zu keinem Zeitpunkt meines Lebens, eine lebbare Option für mich, obwohl ich aus eigener Erfahrung die Vorteile kenne, die es für Kinder hat, viel Zeit im Schoß der Familie zu verbringen.

Zu wenig wird heute meines Erachtens reflektiert, was es für Kinder bedeutet, wenn sie der absolute Mittelpunkt im Leben ihrer Eltern oder zumindest in dem ihrer Mutter sind. Welch immense Verantwortung ihnen damit auferlegt wird, um die sie nie gebeten haben! Ich persönlich glaube daran, dass es gut für meine Kinder ist, zu erleben, dass ihre Eltern ihren Beruf lieben. Zu sehen, wie sehr es uns beglückt und erfüllt, uns auch mit Themen zu befassen, die nichts mit unseren Kindern zu tun haben.

Ich persönlich hoffe, dass Frauen, die sich ein Leben mit Karriere **und** Kindern wünschen, dies in Zukunft ohne Anfeindungen leben können, ebenso wie ich nur Teilzeit arbeiten und mich in der restlichen Zeit um meine Kinder kümmern möchte. Und so wie andere Frauen gern ausschließlich Mütter sind und in ihren Aufgaben im Haushalt und der Kindererziehung aufgehen.

Ich wünsche mir etwas, das heute banal klingt, aber immer noch keine Selbstverständlichkeit ist: die gesellschaftlichen Voraussetzungen und die allgemeine Akzeptanz einer Vielzahl von Lebensentwürfen für Frauen und Männer. Für Mütter und Väter.

To have it all ~ Perfektionismus und andere Risikofaktoren

Ich sitze in einem Café, ein Lufthauch streift über mein Gesicht, es ist Sommer. Ich möchte ein bisschen lesen, vielleicht auch schreiben, habe mir eine Auszeit genommen. Mein Blick fällt auf eine Mutter mit einem Baby, es ist vielleicht zwei, drei Monate alt. Die Mutter sieht rosig aus, vollgepumpt mit naturgegebenen Hormonen, strahlend schön. Ihre Haut ist glatt und weich, leuchtet geradezu. Immer wieder beobachte ich das bei Müttern, die gerade ein Kind bekommen haben: Egal, wie müde und angestrengt sie aussehen, sie werden von einer Weichheit und einem inneren Strahlen umspielt, als wären sie in Milch getaucht oder mit Weichzeichner fotografiert.

Ich bin wie gebannt von der Mutter. Sie nimmt sich Zeit für ihr Kind, betrachtet es neugierig, so, als würde sie ständig neue Eigenschaften und Merkmale an ihm entdecken. In Ruhe trinkt sie ihren Kaffee und gerät nicht außer Fassung, als das Baby schreit, sondern lächelt amüsiert. Sie spielt die einfachsten Dinge mit dem Kind, berührt seine Finger, trommelt auf das Kinderwagendach, macht Schattenspiele mit den Fingern, schaukelt das Baby sachte hin und her. Alles auf unglaublich selbstverständliche und gelassene Art und Weise! Ich kann meine Augen nicht von den beiden wenden. Schließlich schläft das Baby – natürlich friedlich und ohne zu schreien – ein. Ein Traum!

Mich überkommt mit einem Mal Traurigkeit, und ich kann mich weder an meinem Cappuccino erfreuen noch an meinem Buch.

»Warum war ich selbst nie dazu in der Lage, die erste gemeinsame Zeit mit meinen Kindern so zu genießen?«, frage ich mich mit einem Stich im Herzen. Warum war ich immer gehetzt, angespannt, aufgeregt: Mache ich alles richtig? Hat mein Baby auch keinen Hunger? Bekommt es genügend zu essen, ausreichend Schlaf, Aufmerksamkeit und Liebe?

Weshalb war ich immer so getrieben von all den Dingen, die ich noch zu erledigen hatte? Warum konnte ich nie einfach sein, mit meinem Kind, den Moment genießen, das Hier und Jetzt?

Es gibt verschiedene Risikofaktoren dafür, an einer postpartalen Depression zu erkranken. Mehrere davon müssen zusammenkommen, um sie auszulösen.

Ein wichtiger Faktor ist die umfassende hormonelle Umstellung nach der Geburt. Manche Frauen tragen auch eine genetische Disposition für Depressionen in sich oder haben in ihrem Leben traumatische Erfahrungen gemacht, die ihre Vulnerabilität, also die Anfälligkeit für die Erkrankung, erhöhen.

Frauen, die selbst depressive Mütter haben und keine positive Mutterbeziehung entwickeln konnten, sind ebenfalls besonders gefährdet, auch solche, die eine unglückliche Beziehung zu ihrem Partner haben oder die wenig oder keine Unterstützung durch ihr soziales Umfeld erfahren.

Zudem können eine schwierige Schwangerschaft, die mit starken Ängsten behaftet war, und eine traumatische Geburt wie ein Notfallkaiserschnitt, eine Frühgeburt oder eine besonders schmerzhafte und lange Geburt eine postpartale Depression auslösen. Auch Armut und geringe Bildung sind Risikofaktoren, andererseits der Perfektionismus und eine gute berufliche Ausbildung der Mutter sowie die Tatsache, dass das Neugeborene besonders anstrengend ist, weil es beispielsweise ein sogenanntes Schreikind ist.

Die Tatsache, dass die Schwangeren vor der Geburt nahezu »überbetreut« werden mit zahlreichen Untersuchungen, die das Kind in ihrem Bauch betreffen, nach der Geburt aber kaum noch beachtet und auch nicht zu ihrem Gefühlszustand befragt werden, kann außerdem zum Entstehen einer postpartalen Depression beitragen. Die Frauen fallen nach der Geburt ihres Babys in ein schwarzes Loch, fühlen sich wertlos und leer ohne Baby im Bauch, wie eine nutzlose Hülle.

Perfektionismus

Bevor ich selbst nach der Geburt meines zweiten Sohnes depressiv wurde, litt ich schon einmal an einer psychischen Erkrankung: Nach einem halbjährigen Paris-Aufenthalt während meines Studiums, bei dem ich innerhalb weniger Monate zweimal auf der Straße überfallen und – auch sexuell – attackiert worden war, erkrankte ich, wieder zu Hause in Berlin, an einer posttraumatischen Belastungsstörung, die sich bei mir als generalisierte Angststörung äußerte: Ich hatte keine Angst vor bestimmten Situationen oder speziellen Erlebnissen, sondern ich war durchdrungen von einer alles umfassenden frei flottierenden Grundangst, die mein gesamtes Leben vergiftete. Drei Wochen wurde ich damals im Krankenhaus behandelt, auf angstlösende Antidepressiva eingestellt und bei der Suche nach einem Verhaltenstherapeuten unterstützt. So konnte ich bald wieder ein gesundes Leben führen.

Eines der – vielleicht banalen, aber für mich nachhaltig beeindruckenden – Schlüsselerlebnisse in der Verhaltenstherapie war die Stunde, in der mein Therapeut mich dazu aufforderte, ein Säulendiagramm anzufertigen. Pro Säule sollte ich eine Aufgabe in meinem Leben – ich als Studentin, ich als Partnerin, ich als Freundin, ich als Tochter, ich als Hausfrau, ich als Kellnerin … – notieren. Dann sollte ich angeben, wie viel Prozent meiner Energie ich in diesem Bereich geben wollte, denn: »Es ist unmöglich, dass Sie alles hundertprozentig tun! Dieser Anspruch kann Sie nur krank machen«, sagte mir mein Therapeut mit seinem verschmitzten und gleichzeitig weisen Lächeln.

Ich weiß noch genau, wie sehr ich mich bei der Aufgabe wand, wie groß mein geradezu physisches Unbehagen dabei war, wie stark ich mich dagegen sträubte, bei gewissen Aufgaben nur 90 Prozent oder gar nur 70 Prozent zu notieren. Das Säulendiagramm zu erstellen erschien mir als unmögliche Aufgabe. Es kostete mich unheimliche Mühe, und noch zu Hause strich ich lange an ihm herum, änderte Zahlen und Bezeichnungen und versuchte zu schummeln, alles so zurechtzurücken, dass ich doch jede Aufgabe irgendwie perfekt machen könnte.

Noch schwieriger war und ist natürlich die Umsetzung im wirklichen Leben! Ich glaube, das ist eine der Lebensaufgaben, die mich immer beschäftigen werden: zu lernen, nicht so streng mit mir selbst zu sein, loszulassen, Abstriche zu machen, mich zu verabschieden von meinem alles durchdringenden, nervenraubenden Perfektionsdrang, der mich schon mein Leben lang begleitet: Immer wollte ich die Beste sein – in der Schule, im Studium, bei der Arbeit. Fast immer gelang mir das auch. »Man muss sich nur richtig anstrengen, dann bekommt man alles hin« – dieser Grundsatz hat sich seit meiner frühen Kindheit in mich hineingefressen und ist mir in Fleisch und Blut übergegangen.

Jetzt, als nicht mehr ganz junge Frau, die Mitte 30 zum zweiten Mal Mutter wurde, hatte ich mir zuallererst die **eine** Aufgabe gestellt: Ich wollte meinem älteren Sohn und unserem neugeborenen Baby eine perfekte Mutter sein. Endlich wollte ich meinem Großen die glückliche Familie bieten, die er sich immer gewünscht hatte. Die ich mir immer für ihn gewünscht hatte, so spießig das auch klingen mag: Mama, Papa, Kinder. Ganz einfach! Und doch so schwierig für mich, die ich noch nie ohne inhaltliche, berufliche Aufgaben und Ziele gelebt hatte.

Allein saß ich in Wien, ohne einen Bekannten, eine Freundin oder Familie. Ohne berufliche Anbindung. In einer Wohnung, die mir fremd war, mit einem neugeborenen Baby, das ich noch kaum kannte, ohne meinen älteren Sohn, zu dem ich wegen der Jahre, die wir nur zu zweit gelebt hatten, eine besonders enge Bindung hatte. Er ging tagsüber unbeschwert in den Kindergarten, und mein Lebensgefährte, der glücklich war, seine Wunschstelle angetreten zu haben, stürzte sich in die Arbeit.

Anstatt die ungewohnte Ruhe zu genießen, mich langsam und behutsam meinem Baby anzunähern und mit ihm die neue Stadt zu erkunden, wurde ich jeden Tag nervöser und unglücklicher. Wie verrückt begann ich Elternratgeber und Zeitschriften für junge Mütter zu studieren – etwas, das ich nach der Geburt meines ersten Sohnes nicht getan hatte: Unbeeindruckt hatte ich damals meinem Mann erklärt, ich fände diese Bücher schlicht sterbenslangweilig, und er, der sie mit Begeisterung las, solle mir einfach das Wichtigste in seinen eigenen Worten zusammenfassen. Nun aber wurde ich zur Sklavin immer neuer Grundsätze: Ich kam zu dem Schluss, dass ein fester Stillrhythmus – der mir bei meinem großen Sohn die Flexibilität geschenkt hatte, auch mal allein Sport zu machen oder für ein, zwei Stunden ins Café zu gehen und zu schreiben – eine Zumutung für jedes Baby war, und unterwarf mich dem Diktat des »Stillens nach Bedarf«, das eine ununterbrochene Präsenz der Mutter erfordert.

Ich stellte mir **ernsthaft** die Frage, ob es meinem zweiten Sohn zuzumuten sei, dass er Pampers statt Stoffwindeln tragen musste. Zeitweise dachte ich sogar darüber nach, ihn windelfrei zu erziehen – eine Methode, die ich heute mit der ausreichenden Distanz schlicht idiotisch finde, weil sie den Perfektionsdruck, der auf den Müttern lastet, noch weiter verstärkt. Ich schlief immer öfter in einem Bett mit meinem Baby, denn ich hatte unter anderem gelesen, dass das Co-Sleeping eine wirksame Präventivmaßnahme zur Verhinderung des plötzlichen Kindstodes sei. Dass ich auf diese Weise immer schlechter schlief, weil ich jedes Atmen, jedes Seufzen und jede noch so leichte Bewegung meines Sohnes unmittelbar wahrnahm und zudem befürchtete, mich versehentlich im Schlaf auf ihn zu legen, durfte keine Rolle spielen. Hauptsache, dem Baby ging es gut! Als ich dann auch noch in einem Artikel irgendeiner Zeitschrift las, Mütter, die nicht gut schlafen würden, seien schuld daran, dass ihre Babys ebenfalls nicht gut schliefen, denn die Schlafphasen von Mutter und Kind würden sich gegenseitig bedingen, war ich endgültig geliefert: Wenn ich nun nachts hellwach im Bett lag und mich unruhig hin- und herwarf, setzte mich nicht mehr nur die Aussicht unter Druck, dass ich am nächsten Morgen unausgeschlafen und eventuell ungeduldig und unfreundlich mit den Kindern wäre, sondern auch der Gedanke, dass mein Kind wegen mir nicht gut schlief.

Als ich später im Krankenhaus ein langes Gespräch mit meiner behandelnden Ärztin Frau Dr. Schmid-Siegel führte und ihr von all den erreichbaren und unerreichbaren Zielen in meinem Leben erzählte und von meiner Verzweiflung darüber, nicht **einfach nur eine gute Mutter sein** zu können, blickte sie mich lächelnd an und sagte: »Vielleicht sind Sie auch einfach eine Frau, die immer besonders viel auf einmal will?«

Wahrscheinlich bin ich das. Heute kann ich damit leben, ohne mich dafür zu verurteilen. Interessanterweise scheint dieses mich prägende Lebensgefühl viele Frauen – und auch Männer – der heutigen Zeit zu bestimmen. Elisabeth Badinter sieht den Grund darin, dass Frauen heute die Freiheit haben: »... zwischen ihren Interessen als Frau und ihrem Wunsch nach Mutterschaft zu wählen. Einerseits möchten sie unabhängig sein, sich in einem Beruf bestätigen können und ein erfülltes Paar- und Sozialleben führen. Andererseits wollen sie die Erfahrung des Mutterseins und all das Glück und die Liebe, die ein Kind verkörpert. Kurzum, wie die Amerikaner sagen: **to have it all.** Um dieses Ideal zu erreichen, bekommen sie weniger Kinder, und sie bekommen sie später. Aber gleich mit der Geburt des ersten Kindes geraten sie in die Position der Vermittlerin zwischen ihren beiden Identitäten.«[30]

Ich weiß nicht, wie lange ich noch wie verrückt versucht hätte, allem und jedem gerecht zu werden, wenn mich meine totale Schlaflosigkeit nicht endgültig in die Knie gezwungen hätte. Mir ist es bis zuletzt immer gelungen, mich um meine Kinder und den Haushalt zu kümmern, und ich habe kaum vor den Kindern geweint. Meist konnte ich mich sogar noch überwinden, zumindest äußerlich gut gelaunt zu wirken.

»Die Kinder sind nicht das Problem, Frau Schrimpf. Das kriegen Sie immer noch alles ganz gut hin«, sagte Frau Dr. Schmid-Siegel deshalb auch zu mir: »Sie selbst sind das Problem. Sie schaffen es nicht, sich um sich selbst zu kümmern.«

Die Psychiaterin erklärte mir auch, ich würde nahezu alle Risikofaktoren für eine postpartale Depression erfüllen: Ich sei als perfektionistische Akademikerin während einer Schwangerschaft umgezogen und hätte damit das soziale und familiäre Netz in meiner Heimatstadt aufgegeben. Außerdem würden mein Lebensgefährte, unsere Söhne und ich eine Patchwork-Familie darstellen, die vorher noch nie alle zusammen gelebt habe, und der vor Ort keine anderen unterstützenden Bezugspersonen zur Verfügung stünden. Damit ginge eine ungesunde Form der Isolation einher. Auch litte ich als ehrgeizige Karrierefrau nach Beendigung meiner Arbeit in Berlin an einem gravierenden Sinn- und Selbstbestätigungsverlust.

Diese Zusammenhänge waren mir komplett neu: Noch nie hatte ich über mein Leben in größerem Rahmen als »Paradebeispiel« für das Leben einer Mutter mit guter beruflicher Ausbildung und Patchwork-Familie nachgedacht. Gender-Fragen und der Feminismus hatten mich kaum interessiert, bevor ich selbst Mutter wurde. Erst seitdem ich Kinder habe und merke, wie schwierig es ist, die vorher in einer Beziehung oft so natürlich gelebte Gleichberechtigung auch dann noch aufrechtzuerhalten, befasse ich mich mit Gleichstellungsfragen.

Mit Interesse und Anteilnahme beobachte ich, wie andere Paare in meiner Umgebung ihr neues Familienleben mit Kind meistern. Immer wieder fällt mir auf, wie unzufrieden viele Mütter vor allem im ersten Jahr nach der Geburt ihres Kindes sind. Sie scheinen unter einem unerträglichen Druck zu stehen und klagen oft darüber, sich durch ihre Mutterrolle eingesperrt und beschränkt zu fühlen. Fast immer handelt es sich dabei um Frauen, die vorher beruflich engagiert waren, sich sehr auf ihr erstes Kind gefreut haben und die dann, nach der Geburt des Babys, ihres Lebens nicht mehr froh werden.

Ich denke zum Beispiel an eine meiner Freundinnen, die hochschwanger zu ihrem Freund gezogen ist. Sie hat dafür wie ich ihre Anstellung aufgegeben, ihre Freunde verlassen, und nach der Geburt ihres Kindes – in einem fremden Land, in einer ungewohnten Stadt, ohne Familie und Bekannte, dafür aber mit einem ständig arbeitenden und abwesenden Freund – wochenlang nur noch geweint und ferngesehen.

Ich sehe auch eine andere Freundin vor mir, eine erfolgreiche Wissenschaftlerin, die sich nach der Geburt ihres Sohnes plötzlich wie eine alleinerziehende »Hausmutti« ohne Inhalt, Sinn und Kraft fühlte, weil ihr Mann streckenweise quasi nicht-existent war im alltäglichen Leben: Er arbeitete von 6 bis 19 Uhr sowie in regelmäßigen Nachtschichten.

Und ich erinnere mich an eine Bekannte, passionierte Künstlerin und Sportlerin, die zur Geburt ihrer Tochter aus der Großstadt aufs Land umzog und dort eine postpartale Depression entwickelte, weil sie nicht mit der neuen Isolation und dem Fehlen ihrer Arbeit zurechtkam.

Allen diesen Frauen, die ich persönlich kenne und die eine mehr oder weniger problematische Zeit nach der Geburt ihres Kindes erlebt haben, ist gemein, dass es beruflich erfolgreiche Frauen sind, die ihre Arbeit vor der Entbindung mit Begeisterung und Engagement ausgeübt haben. Auch sind es Frauen, die trotz ihrer Ideale von Gleichberechtigung und Emanzipation nur wenig oder kaum von ihren Männern im Alltag unterstützt wurden und werden, weil diese beruflich zu sehr eingespannt waren und sind. Viele der Frauen haben, um ein gemeinsames Leben mit dem Kindsvater führen zu können, ihren Wohnort, ihren familiären Umkreis und ihre Freunde verlassen, und ihre Arbeit aufgegeben. Und alle Frauen sind von einem – auch durch das gegenwärtige gesellschaftliche Denken und Leben geprägten – Wunsch getrieben: Sie wollen besonders viel auf einmal. Viel Verschiedenes! Beruflichen Erfolg und Kinderlachen. Kreative Erfüllung, Glück in der Liebe, einen guten Freundeskreis, Schönheit, Schlankheit und ewige Jugend. Bei alldem haben sie auch noch das Ziel, eine aufopferungsvolle, vor allem aber eine perfekte Mutter zu sein. Ob das jemals gut gehen kann?

Offensichtlich scheint es für die Frau von heute unendlich kompliziert zu sein, mit so viel Ehrlichkeit und Entspanntheit wie Elisabeth Badinter von sich zu sagen: »Ich bin eine mittelmäßige Mutter, wie vermutlich die meisten Mütter.«[31] und diese Tatsache auch ohne Gewissensbisse anzunehmen.

Die Entwicklungspsychologin Lieselotte Ahnert spricht weniger provokant von dem »Konzept der ›hinreichend guten‹ Mutter«, was ich als vernünftig und befreiend empfinde. Sie vertritt die Ansicht, Mütter müssten nicht perfekt sein, und die Art, wie sie in den ersten Jahren mit ihren Kindern umgehen würden, sei auch kein unumstößliches Fundament für deren spätere Entwicklung. In diesem Sinne fordert Lieselotte Ahnert alle Mütter dazu auf, sich zu entspannen.[32]

Auch eine Überlegung der Psychologin Angelika Faas tröstet mich als Frau und Mutter, die immer wieder versucht, sich von ihrem krank machenden Perfektionismus zu verabschieden: Sie stellt fest, dass diejenigen Menschen als Erwachsene ihre Mutter am glaubwürdigsten loben würden, die eine selbstständige Mutter mit eigenen Interessen hätten oder gehabt hätten, »die gar nicht so wahnsinnig auf ihre Kinder fixiert war, die sich mit Empathie um ihr eigenes Leben kümmerte und außerdem – aber eben nicht ausschließlich – um das ihrer Kinder.«[33]

Umziehen in der Schwangerschaft

Ich sehe noch genau meinen Berliner Frauenarzt vor mir, einen kultivierten, etwas exzentrischen Mann, mit dem ich mich mehr über Brecht, Kino und Bücher unterhielt als über die gesunde Entwicklung meines Kindes. Bei einem Gespräch sah er mich mit einem Mal prüfend an und fragte: »Warum entbinden Sie eigentlich nicht in Berlin und ziehen dann erst um?«

Ich verstand die Frage nicht, fand sie sogar absurd. Warum sollte ich weit weg von meinem Freund entbinden, dem Kindsvater? So würde er, der schon die Schwangerschaft wegen unserer Fernbeziehung kaum miterleben konnte – er war ein dreiviertel Jahr vor mir von Berlin nach Wien gezogen – sein erstes leibliches Kind kaum in den ersten Wochen sehen, und ich müsste alles allein meistern, mich selbstständig um beide Kinder kümmern. Ich antwortete lachend und beiläufig, aber mein Gynäkologe insistierte: Er habe einige ausländische Patientinnen, die extra zur Entbindung in ihre Heimat reisten, um sich dort von ihrer Familie umsorgen zu lassen, und dann einige Monate später wieder zurückkämen. Wieder lachte ich, wieder nahm ich das, was er sagte, nicht ernst und versuchte nun, das Thema zu wechseln. Mein Arzt sah mich noch einmal merkwürdig prüfend an. Dann gab er nach, und das Thema war abgeschlossen.

Erst zwei Monate nach der Entbindung von meinem zweiten Sohn, im Wartezimmer zur psychiatrischen Ambulanz in Wien, kam das Thema wieder auf.
»Sind Sie im letzten Jahr umgezogen?«
Die Frage fand sich auf dem Fragebogen relativ weit vorn. Verwundert blickte ich auf und fragte meinen Lebensgefährten: »Warum wollen die das von mir wissen?«
Er zuckte ratlos die Schultern und wippte dabei sanft unseren kleinen Sohn auf seinem Schoß hin und her.

Damals wusste ich noch nicht, dass der Umzug in eine andere Stadt oder sogar in ein anderes Land während der Schwangerschaft einer der wichtigsten Risikofaktoren für das Entstehen einer postpartalen Depression ist. Wenn das Leben eines Menschen gleichzeitig von zwei »life events« (siehe auch ab Seite 28) betroffen ist – in meinem Falle Geburt und Umzug –, kann es leicht aus den Fugen geraten.

Da ich zeit meines Lebens – wie viele geborene Berliner – eine Couch-Potato gewesen war und abgesehen von meinem halbjährigen Parisaufenthalt Berlin nie für einen längeren Zeitraum verlassen hatte, überraschte mich die alles umwälzende Kraft meines Umzuges nach Wien. Mich quälten Schuldgefühle meinem ersten Sohn gegenüber, der nun nicht mehr jedes zweite Wochenende seinen leiblichen Vater sehen konnte, und ich hatte Gewissensbisse, weil ich meine Eltern in Berlin zurückgelassen hatte. Ich spürte außerdem, wie sehr ich das vertraute Menschennetz, das ich mir in meiner Zeit als alleinerziehende Mutter in Berlin aufgebaut hatte, schmerzhaft vermisste: Wenn mein älterer Sohn und ich durch die Straßen in Prenzlauer Berg spaziert waren, Spielplätze besucht und Kaffee und Apfelschorle in einem der vielen Straßencafés getrunken hatten, waren wir ununterbrochen Menschen begegnet, die wir kannten und die sich freuten, uns zu sehen. Die sich zu uns setzten für einen kurzen Plausch oder spontan eine Stunde mit uns Fußball spielten.

Nun aber, verpflanzt in einen konservativen und wohlhabenden Wiener Randbezirk, saß ich missmutig allein auf der Bank an einem Spielplatz in der Nähe unserer Wohnung und betrachtete nachdenklich die anderen Mütter. Einerseits war ich verletzt, weil keine von ihnen daran interessiert zu sein schien, mich kennenzulernen. Andererseits sah ich aber auch keine Frau, mit der ich mich spontan gern angefreundet hätte. Ich war mir schnell sicher: Niemals würde ich hier Freundinnen finden! Ich, die Walrossschwangere aus Berlin mit Billig-Klamotten von H&M, linken Überzeugungen, zwei Kindern von zwei verschiedenen Vätern, in wilder Ehe zusammenlebend mit meinem Lebensgefährten und dann auch noch aus Deutschland – eine Piefke!

Dort, wo wir wohnen, gibt es nur typische Kaffeehäuser mit goldenen Kronleuchtern an der Wand, Stuckverzierungen und rotsamtenen Kissen, in denen Kinder nicht gern gesehen sind. Ich war es aus Prenzlauer Berg gewöhnt, dass man nur auf die Straße gehen musste, um in einem chaotischen kleinen Café mit selbst gebackenem Kuchen, herumrennenden und -schreienden Kleinkindern und gleichgesinnten Eltern zu landen. Wenn mir zu Hause die Decke auf den Kopf gefallen war, allein mit meinem großen Sohn, waren solche Café-Ausflüge immer eine erfrischende Abwechslung gewesen. Nun aber fehlten mir solche Aus-Flüchte – wo, bitte, hielten sich die Jungmütter in Wien auf? Immer nur auf dem Spielplatz, was im eisigen Wiener Winter keine angenehme Vorstellung war, oder zu Hause? Soweit ich weiß, gibt es nur ein einziges Mutter-Kind-Café in der ganzen Stadt – wenn man es denn so nennen will, denn im Grunde besteht es aus ein paar alten Sofas und einer winzigen Spielecke. Es ist aber immer rappelvoll mit Frauen und ihren Babys. Dieses Café scheint der einzige öffentliche Ort in Wien zu sein, an dem man sein Kind stillen kann, ohne scheel von der Seite angesehen zu werden. Die mangelhafte Mütter- und Stillfreundlichkeit in einer Stadt, die sonst immer hoch gelobt wird für ihre soziale Ausrichtung auch Kindern gegenüber, ist vermutlich auch auf die erstaunlich hohe Kinderlosigkeit in Wien zurückzuführen, die mit 25 Prozent sogar die Quoten in Deutschland mit 18 bis 22 Prozent deutlich übersteigt.[34]

Nach dem Umzug nach Wien fehlte mir meine Arbeit schmerzlich. Ich bin ein Mensch, der sich tendenziell langweilt, wenn er für zu lange Zeit die gleiche Tätigkeit ausübt – ich hatte in meinem

Leben schon viele verschiedene Jobs und liebe neue Herausforderungen. Aus diesem Grunde hatte ich die Tatsache, dass ich für meinen Umzug nach Wien meine aktuelle Arbeit in Berlin aufgab, unterschätzt: Als ich kurz darauf allein mit meinem kleinen Kind zu Hause saß, das ständig schrie und irgendetwas von mir wollte, vermisste ich meinen alten Job. Allein schon die kleinen belanglosen Dinge: am Morgen das Haus zu verlassen und nachmittags wiederzukommen. Die Begegnungen mit meinen Kolleginnen. Die gemeinsamen Mittagspausen, die Gespräche, einfach das Gefühl, zu existieren und ein anderes Echo als Babygeschrei zu bekommen. Ich fühlte mich isoliert, eingesperrt und gelangweilt und hatte das Gefühl, an meinem kleinen Leben zu ersticken.

Es macht einen großen Unterschied – gerade für Orientierungsnieten wie mich –, ob man sich selbstsicher in einer Stadt bewegt, weiß, woher man kommt und wohin man auf welchem Wege möchte, oder ob man ständig klopfenden Herzens den Stadtplan oder googlemaps befragt und sich unzählige Male in dem Straßengewirr verläuft. Wahrscheinlich noch mehr als sonst ist man als Mutter kurz nach der Geburt nicht nur auf Familie und Freunde angewiesen, sondern auch auf strukturelle Gewissheiten. Es erleichtert den Alltag ungemein, wenn man weiß, wo der nächste Drogeriemarkt ist, in dem man Windeln kaufen kann, oder wo man einen vertrauenswürdigen Kinderarzt findet, zu dem man wegen der Vorsorgeuntersuchungen gehen kann. Das erscheint vielleicht auf den ersten Blick banal, ist aber entscheidend.

Als ich neu in Wien angekommen war, musste ich mir nicht nur einen Gynäkologen, ein Krankenhaus für die Entbindung und eine Hebamme suchen – alles Vorgänge, die allein dadurch kompliziert waren, weil nur noch so wenig Zeit bis zur Entbindung blieb –, sondern ich hatte auch Probleme mit der österreichischen Krankenversicherung, die mich aus diversen Gründen zunächst nicht aufnehmen wollte. Ich sah mich daher mit der Tatsache konfrontiert, dass mich zwei Monate vor der Entbindung kein Arzt behandeln wollte beziehungsweise durfte. Das mag sich alles nicht so dramatisch anhören, kann aber einen Menschen, der sowieso schon aus dem Gleichgewicht geraten ist, stark verunsichern.

Wer schon einmal in ein neues Land umgezogen ist, um dort zu leben, weiß, wovon ich spreche, wenn ich all die anderen Dinge aufzähle, die ungewohnt sind und einen zwar einerseits faszinieren und interessieren, andererseits aber auch befremden: das Essen, kulturelle Unterschiede, Sitten und Gebräuche, nicht zuletzt die andere Sprache. Es mag seltsam anmuten, dass ich das Deutsch, das in Österreich gesprochen wird, als fremd empfand. Aber vor allem die gesprochene Sprache, getränkt von diversen österreichischen Dialekten, unterscheidet sich stark von der deutschen Sprache und deren Dialekten. So stark, dass es mir auch heute noch, Jahre nach meinem Umzug, öfter passiert, dass ich inmitten einer Runde von Menschen sitze, die sich angeregt unterhalten, und **kein** Wort verstehe. Ganz abgesehen davon, dass man aufgrund der Kommunikationsschwierigkeiten oft für unnahbar, begriffsstutzig oder humorlos gehalten wird und es deshalb schwer hat, Anschluss zu finden, verursacht es einer Sprach- und Wortliebhaberin wie mir ein nahezu körperliches Unbehagen, manche Wörter oder Redewendungen zu hören. Der Satz »Wir sind am Spielplatz« schmerzt ebenso in meinen Ohren wie »Er schaut sich in den Spiegel«, ein Satz, den mein Sohn in einem Diktat in der Schule schreiben musste. Auch habe ich mich immer noch nicht an gewisse Wörter gewöhnt: »Bub« für »Junge«, »Batschen« für »Hausschuhe«, »Gatschhose« für »Regenhose«, »Mistkübel« für »Mülleimer«, »Baba!« für »Tschüs!« oder das Wort »Sackerl« für »Tüte«, so wie überhaupt in Wien an alle möglichen Nomen gern ein verniedlichendes »erl« angehängt wird. Auch der Wiener Ausruf »Passt!« für »Okay!« oder der Ausdruck »Das geht sich nicht aus« für »Das reicht nicht« sind mir bis heute fremd. Wenn ich sie verwende, dann immer nur mit der distanziert-ironischen Bemerkung »wie der Wiener sagen würde.« Das mag albern erscheinen, aber für mich sind Wörter auch Freunde, Gefährten, deren Klang und Bilder mir etwas bedeuten. Ich kann mich stundenlang mit meinem besten Freund über bestimmte Wörter unterhalten. Manchmal rufen wir uns nur deshalb an: »Du, was ich dich schon immer mal fragen wollte: Was hältst du von dem Wort ›Slipper?‹«, fragt der eine den anderen. Und dann tauschen wir uns allen Ernstes und gleichzeitig lachend darüber aus, warum wir das Wort nicht mögen oder doch, wie sein Klang ist, welche Assoziationen es in uns weckt, welche Menschen wir kennen, die es gern verwenden.

Natürlich sind solche Probleme absolut unbedeutend im Vergleich zu denen von Menschen, die in ein Land ziehen, dessen Sprache sie von Grund auf neu lernen müssen. Bemerkenswert finde ich aber dennoch, dass schon bei so geringen Kommunikationsschwierigkeiten wie bei denen einer Deutschen, die nach Wien zieht, aufgrund der ungewohnten Sprache ein umfassendes Unwohlsein entstehen kann, eine Art Unbehaustsein auch in der Sprache. Der rumänische Philosoph Emile Cioran schreibt dazu: »Wir wohnen nicht in einem Land, sondern in einer Sprache.«

Wien hat selbstverständlich auch zahlreiche wunderbare Seiten – die Herzlichkeit der Wiener, ihre Hilfsbereitschaft, das vielfältige kulturelle Angebot, die großzügigen Sozialleistungen und vieles mehr. Mir geht es aber an dieser Stelle nicht um eine ausgeglichene Darstellung der Vor- und Nachteile dieser Stadt, sondern darum, darzulegen, wie viele Faktoren, die man oft unterschätzt, zu einer Krise in einer neuen Umgebung führen können – Experten sprechen diesbezüglich von dem sogenannten Kulturschock –, und denen man sich möglichst nicht aussetzen sollte, wenn sich das eigene Leben durch die Geburt eines Kindes auf umwälzende Art und Weise verändert.

Interessanterweise tat sich mein großer Sohn, anders als ich, leicht in der neuen Umgebung. Ich werde ihn immer dafür bewundern, mit wie viel Zuversicht, Offenheit und positiver Neugier er unseren Umzug nach Wien gelebt hat. Kinder haben ein erstaunliches Potenzial, mit neuen Situationen umzugehen, mit den Gefühlen von Fremdheit und Ausgeschlossenheit. Einen ganzen Sommer lang verbrachte er damit – damals war er fünf Jahre alt –, nachmittags auf dem Spielplatz den anderen Kindern beim Spielen, vor allem beim Fußballspielen, zuzusehen. Manchmal durfte er den weggerollten Ball zurückholen, und ab und zu stellte er sich vorsichtig an den Rand des Spielfeldes und tat so, als würde er mitspielen. In Wahrheit aber war er nie Teil der Mannschaft, keine einzige Minute lang, und es zerriss mir fast das Herz, wenn ich meinen Sohn bei seinen Bemühungen, Anschluss zu finden, beobachtete. In Berlin hatte er aufgrund seines freundlichen, offenen Gemüts und seiner manchmal clownesken Frechheit immer zu den beliebten Kindern gehört und war oft auf Geburtstagspartys eingeladen worden. Offensichtlich litt ich aber viel mehr unter der Ausgrenzung meines Sohnes als er selbst: Immer, wenn wir nach Hause gingen, war mein Sohn zufrieden und erfüllt von den Erlebnissen am Nachmittag, und er erzählte mir gut gelaunt von seinen neuen Freunden und davon, wie sie zusammen Fußball gespielt hätten.

Experten für interkulturelle Kommunikation haben die Beobachtung gemacht, dass Frauen und Mütter fast immer diejenigen Familienmitglieder sind, die ein Umzug in eine andere Stadt oder ein anderes Land am meisten belastet. Das hat allein den banalen Grund, dass der Mann meist durch seinen Beruf gut integriert ist und die Kinder in Kindergarten und in der Schule neue Freunde finden. Nur die Frau, die häufig für die neue berufliche Position ihres Mannes den Wohnort wechselt, ihre Arbeitsstelle aufgibt und in dem neuen Umfeld möglicherweise noch keine neue Arbeit gefunden hat, tut sich schwer damit, Anschluss zu finden. Diese Situation verschärft sich, wenn das Paar gerade Nachwuchs bekommen hat und die junge Mutter kaum eine andere Wahl hat, als allein mit ihrem Neugeborenen zu Hause zu hocken. Wenn man bedenkt, wie leicht Mütter sich im Allgemeinen mit ihrem Baby isoliert fühlen, die in einem seit Jahren vertrauten Umfeld leben, kann man sich gut vorstellen, um wie vieles schwieriger diese Situation für Frauen ist, die niemanden in ihrer Umgebung kennen. Die keine Familie in der Nähe haben, die sie unterstützt, und keine Freundin anrufen und sagen können: »Bitte lass uns heute zusammen einen Kaffee trinken, mir fällt die Decke auf den Kopf.«

Ein Umzug während der Schwangerschaft ist jedoch leider keine Seltenheit, und Schwangere werden immer davon betroffen sein: Weil die Wohnungsgröße für das neue Kind nicht ausreicht, weil der Mann eine neue Arbeit annimmt in einer anderen Stadt, um Gehalt und Position zu verbessern, weil die Partner vorher vielleicht noch gar nicht gemeinsam gelebt haben und erst wegen der Schwangerschaft entscheiden, zusammenzuziehen. In unserer zunehmend globalisierten Welt kommt es auch immer häufiger vor, dass zwei Partner sich fern von ihrer Heimat beim Studium kennenlernen und sich entscheiden müssen, wo sie leben möchten, wenn sie schließlich eine Familie gründen wollen: in der Heimat des einen Partners oder in der des anderen, in der Stadt, in der beide studiert haben, oder ganz woanders. Die Folgen solcher interkulturellen Paarkonstellationen werden in Zukunft eine immer größere Rolle spielen.

Wenn ich meine eigene Situation betrachte, aber auch die Gespräche mit anderen Betroffenen Revue passieren lasse, kann ich nur immer wieder betonen, wie einschneidend und belastend ein Umzug während der Schwangerschaft ist, selbst innerhalb einer Stadt. Deshalb würde ich allen Schwangeren raten, wenn ich ihnen nur einen einzigen Tipp geben dürfte:
ZIEHT NICHT WÄHREND DER SCHWANGERSCHAFT UM!

Das Leben in einer Patchworkfamilie

Als mein Lebensgefährte und mein großer Sohn an die Zimmertür im Krankenhaus klopfen, macht mein Herz einen schmerzhaften Sprung. Wie soll ich meinem Sohn erklären, warum ich plötzlich im Krankenhaus bin? Wie wird er mit meinem Lebensgefährten den Alltag bewältigen? Wer wird ihm abends »Der Mond ist aufgegangen« vorsingen und dabei seinen Kopf kraulen?

Mein Sohn kommt hereingerannt, außer Atem, und wirft sich in meine Arme.

»Wie lange bleibst du jetzt hier?«, fragt er gleich als Erstes mit seiner hellen Stimme. Dann lüftet er die Bettdecke und macht Anstalten, zu mir ins Bett zu kriechen.

»Ich weiß es nicht. Aber nicht lange«, sage ich.

»Zieh dir die Schuhe aus, und dann kuscheln wir, ja?«

Unseren Kleinen lege ich meinem Lebensgefährten in den Arm und mache ihm ein Zeichen, er solle ein wenig mit ihm spazieren gehen. Mein Großer klettert zu mir ins Bett und rollt sich in meine Arme. Ich versuche, nicht zu weinen, und frage ihn: »War's schön heute im Kindergarten?«

»Ja.«

»Ich habe dich ganz doll lieb, weißt du?«

»Ja, ich weiß, Mama. Ich dich auch.«

Dann liegen wir einfach nur da, ineinander verschlungen, ohne zu sprechen. Der Körperkontakt tut mir gut. Ich beginne, mich mehr zu spüren, meine Arme, meine Beine, meinen Bauch. Mein Sohn seufzt ab und zu und steckt seine Nase in sein Kuscheltier, das er immer bei sich hat. Dann beginnt er plötzlich neugierig, mein Krankenhausbett zu untersuchen. Er betätigt alle Schalter und Hebel, stellt die Rückenlehne hoch und lässt sie wieder nach unten sausen. Mein Sohn quietscht vor Vergnügen. So etwas hat er noch nicht gesehen! Vorsichtig öffnet mein Lebensgefährte die Tür, unser kleiner Sohn ist auf seinem Arm eingeschlafen.

»Na Ihr zwei, dürfen wir reinkommen?«, fragt er schüchtern.

»Ja«, antworte ich und mache eine einladende Geste.

Ich habe meinen ersten Sohn mit 29 Jahren bekommen. Er war ein absolutes Wunschkind! Wir werden immer auf besondere Art miteinander verbunden sein, denn wir haben drei Jahre lang zu zweit gelebt, er und ich. Ohne seinen Vater, den ich aus guten Gründen verlassen habe, als unser gemeinsamer Sohn knapp zwei Jahre alt war.

Eine anstrengende Zeit folgte: Mehr als ein Jahr kämpfte ich um den mir rechtmäßig zustehenden Unterhalt. Gleichzeitig musste ich mich um neue Arbeit kümmern, da ich mich kurz vor der Trennung im gemeinsamen Einverständnis mit meinem Ex-Mann selbstständig gemacht hatte. Ich verlangte mir ab, meinem Sohn allzeit eine liebevolle, fröhliche Mutter sein, um ihm den Schmerz der Trennung zu erleichtern. Oft war ich gezwungen, Babysitter zu organisieren, um arbeiten zu können – als Freiberuflerin fallen die Arbeitszeiten häufig leider nicht in die Betreuungszeiten im Kindergarten. Dazu kamen noch der Haushalt, Sitzungen mit meiner Anwältin, Kräfte raubende Mailwechsel mit meinem Ex-Mann und die Organisation der Scheidung.

Zeit zum Trauern, Aufarbeiten, Verstehen und Abschiednehmen blieb kaum.

Knapp zwei Jahre später lernte ich meinen jetzigen Lebensgefährten kennen, und wir beschlossen bald, zusammenzuleben und gemeinsam Kinder zu haben. Mittlerweile hatte ich mir eine feste Stelle als pädagogische Leiterin eines Fortbildungsprogramms für Ärzte und Pflegekräfte erarbeitet, denn mir war schnell klar geworden, dass ich als Freiberuflerin in der Anfangsphase nicht regelmäßig genug Geld für meinen Sohn und mich verdienen würde. Die Auseinandersetzungen mit meinem Ex-Mann waren durch eine gemeinsame Mediation geschlichtet: Er zahlte Unterhalt, ich hatte endlich keine gravierenden Geldsorgen mehr. Alles hatte sich beruhigt, ich konnte wieder frei atmen und fühlte mich besser, fast glücklich.

Mein Lebensgefährte hatte aber gerade seine Promotion erfolgreich abgeschlossen und bekam eine Stelle in Wien, für sechs Jahre, ein Glücksfall! So etwas gibt es in Deutschland kaum noch. Also zog er nur ein knappes Dreivierteljahr, nachdem wir uns kennengelernt hatten, nach Österreich, und mein Sohn und ich folgten ihm neun Monate später. Dass unser Zusammenleben schwierig werden könnte, obwohl wir uns liebten, damit hatten weder mein Lebensgefährte noch ich gerechnet – so naiv waren wir!

Es ist bezeichnend für mich, dass ich mich nicht auf mein neues Leben vorbereitet hatte, indem ich Ratgeber und Ähnliches zum Thema »Patchworkfamilie« gelesen hatte, sondern mich instinktiv und leidenschaftlich in den Neuanfang warf – es würde schon alles gut gehen! Warum auch nicht?

Im Nachhinein denke ich, es wäre besser gewesen, wenn wir einiges behutsamer und bedachter angegangen wären, so wie mein Freund es sich gewünscht hatte, der ein ruhigeres Temperament hat als ich. Er hatte sich vorgestellt, dass ich erst einmal gemeinsam mit meinem Sohn nach Wien käme, wir uns dort einleben würden, ich vielleicht eine neue Arbeit fände und dann irgendwann schwanger würde.

Das war mir aber zu geplant und zu rational. Ich fand die Vorstellung gut, dass ich in Wien in der ersten Zeit, in der ich wahrscheinlich noch keine Arbeit hätte, mit einem Neugeborenen beschäftigt wäre. So würde ich mich nicht langweilen und hätte etwas Sinnvolles zu tun. Außerdem war mein erster Sohn schon fast fünf Jahre alt, und ich wollte nicht, dass der Abstand zu seinem Geschwisterkind noch größer würde. Ich selbst ging auf Mitte 30 zu, kurz, ich hatte es eilig und wollte mal wieder viel auf einmal und dabei vor allem eins nicht: eine Phase des Müßiggangs, der Stille und der Reflexion erleben. Des Auf-mich-selbst-Zurückgeworfenseins.

Bewusst habe ich damals unser aller Anpassungsschwierigkeiten an die neue familiäre Situation als gering empfunden: Wir hatten und haben das ungemeine Glück, dass mein Lebensgefährte und mein großer Sohn sich auf Anhieb innig mochten. Eine der zentralen Hürden einer Patchworkfamilie – die, dass im Gegensatz zur Kernfamilie nicht automatisch zwischen allen Mitgliedern eine Liebesbeziehung existiert[35] – spielte bei uns kaum eine Rolle. Gleich nach dem ersten gemeinsamen Treffen sagte mein Sohn versonnen zu meiner besten Berliner Freundin über meinen neuen Freund: »Er hat so ein freundliches Gesicht.«

Ich kann mich aus der ersten Zeit an keinen Moment erinnern, in dem mein Sohn eifersüchtig auf meinen neuen Freund war, sich ausgeschlossen fühlte oder weniger geliebt als vorher. Solche Situationen entstanden erst nach der Geburt seines Bruders.

Auch das von »Bonuseltern« gefürchtete typische Totschlagargument der Kinder in Streitsituationen, »Du hast mir nichts zu sagen, du bist nicht mein richtiger Vater!«, habe ich nie von meinem großen Sohn gehört.

Mein neuer Freund schloss meinen Sohn ebenfalls unmittelbar in sein Herz und ging auf die für ihn typische liebenswürdige und gleichzeitig zurückhaltende Art mit ihm um. Er hat nie etwas forciert – keine Zärtlichkeit, keine Liebesbekundung, nicht, dass mein Sohn ihn »Papa« nannte. Mittlerweile nennt unser großer Sohn meinen Lebensgefährten fast ausschließlich »Papa«, was vermutlich auch damit zu tun hat, dass er seinen leiblichen Vater nur selten sieht. Außerdem sprechen wir seit der Geburt seines kleinen Bruders natürlich häufiger von meinem Lebensgefährten als »Papa«, anstatt seinen Vornamen zu nennen.

Wir haben also alle Glück gehabt! Glück, das wir wahrscheinlich einerseits der Tatsache verdanken, dass mein Sohn noch sehr jung war, als sein leiblicher Vater und ich uns getrennt haben, und dass er keine Erinnerungen an unser Zusammenleben mehr hat. Auch war er, als mein heutiger Lebensgefährte in unser Leben trat, noch verhältnismäßig klein und daher offener und flexibler als ältere Kinder. Die beiden ähneln sich zudem: Sie haben vergleichbare Interessen, sind beide ein bisschen verschroben, friedfertig und liebenswürdig. Sie lesen und diskutieren gern über Landkarten, das Mittelalter und darüber, wie man eine Pyramide baut. Beide sind spitzfindig, lustig, verträumt, in Gedanken verloren, eher sanft als aggressiv, harmoniebedürftig, bescheiden – zwei verwandte Seelen. Auch äußerlich ähneln sie sich mit ihren Brillen und ihren freundlichen Augen, die oft ein wenig abwesend blicken, so sehr, dass wir schon oft von Außenstehenden über meinen großen Sohn gehört haben: »Ganz der Papa!« Oder über beide zusammen: »Die ähneln sich ja wie ein Ei dem anderen.«

Glück hatten wir auch, weil mein Freund noch keine eigenen Kinder hatte, als wir uns kennenlernten, sodass das »Paket« der verschiedenen Liebesbeziehungen innerhalb unserer Familie ein bisschen kleiner ist als das von anderen Patchworkfamilien: Mein Sohn musste sich nicht mit neuen Bonusgeschwistern arrangieren, ich mich nicht mit neuen Bonuskindern, und wir mussten auch nicht ein weiteres Großelternpaar sowie weitere potenzielle Onkel und Tanten in unserer Familienleben integrieren.

Die Tatsache, dass der leibliche Vater meines großen Sohnes uns seit unserem Wegzug aus Berlin mehr oder weniger regelmäßig in Wien besuchen kommt und dann sogar bei uns wohnt, ist einerseits dem Bestreben meines Ex-Mannes und mir zu verdanken, für unseren gemeinsamen Sohn die bestmöglichen Bedingungen eines Miteinanders zu schaffen. Andererseits basiert dieses friedliche und harmonische Zusammenleben aber auch auf der Toleranz und Großzügigkeit meines Lebensgefährten. Er war nie destruktiv eifersüchtig auf meinen Ex-Mann und hatte immer zuallererst das

Wohl unseres großen Sohnes im Auge, wenn es darum ging, wie wir dessen Umgang mit seinem leiblichen Vater gestalten können und wollen.

Wenn Experten also davon ausgehen, dass es meist zwischen fünf und zehn Jahren dauert, bis ein Bonuspartner eine Art von Elternrolle übernimmt[36], dann hat sich dieses Gefüge bei uns außerordentlich harmonisch und schnell eingestellt.

Viel schwieriger war und ist für meine Beziehung zu meinem Lebensgefährten und unser Zusammenleben die Tatsache, dass ich in der Beziehung zu meinem Ex-Mann so sehr verletzt wurde, dass mein Lebensgefährte oft das Gefühl hatte und immer noch hat, gegen Phantome zu kämpfen – gegen die Gespenster meiner Vergangenheit. Das scheint ein häufiges Phänomen in Patchworkfamilien zu sein: Auch Jesper Juul schreibt, die Erfahrung, alleingelassen zu werden, sei bei Geschiedenen oft so tief verwurzelt, dass sie manchmal extrem überempfindlich reagieren würden.[37]

Ich weiß heute, dass die Entstehung meiner postpartalen Depression mit meiner Liebesgeschichte mit meinem Ex-Mann eng verwoben ist. Bei meinen Recherchen zu dem Thema bin ich mehreren Frauen begegnet, denen es so ergangen ist wie mir: Während oder kurz nach der Schwangerschaft mit ihrem ersten Kind wurden sie von ihrem Partner verlassen oder betrogen. Obwohl die Beziehung kurz nach der Geburt entweder in einer handfesten Krise steckte oder sogar schon zerbrach, meisterten die Frauen alles, was das Kind betraf, mit Bravour und nahmen ihr neues Leben als alleinerziehende Mutter energisch in die Hand. Erst bei der Geburt ihres zweiten Kindes, das sie mit einem neuen Lebensgefährten bekamen, erlebten sie erstaunlicherweise einen Zusammenbruch und erkrankten an einer postpartalen Depression.

Ich habe mit diesen Frauen und mit meinen Therapeutinnen und behandelnden Ärztinnen nach Gründen für die gewissermaßen verspätete Reaktion gesucht: Zum einen ist es symptomatisch, dass die psychischen Folgen von traumatischen Erfahrungen zeitverzögert einsetzen. Zum anderen muss das Auftreten der Erkrankung erst beim zweiten Kind damit zu tun haben, dass wir uns in der Krisenzeit mit dem ersten Kind so stark zusammengenommen haben, so eisern gekämpft haben für unser Überleben und das unseres Kindes, dass wir es uns quasi nicht erlaubt haben, zusammenzubrechen. Erst in der zweiten Beziehung, mit einem Mann, der uns wirklich und treu liebt, hatten wir gewissermaßen die Kraft, den Rückhalt und das Vertrauen, uns fallen zu lassen, auch in unsere Abgründe hinab.

Meinem Lebensgefährten wurde erst nach der Geburt unseres gemeinsamen Sohnes richtig bewusst, dass er nun endgültig kein intellektueller Eigenbrötler in seinem stillen Kämmerlein mehr war, der nur für sich allein verantwortlich ist, bis mittags schlafen kann und bis tief in die Nacht arbeiten, lesen und Klavier spielen. Er wirkte damals manchmal wie paralysiert, schockiert von seinem neuen Leben, in dem es – erst einmal – mehr darum ging, ob unser Baby gut trank und verdaute oder ob dessen großer Bruder krank war und was er seinem Freund zum Geburtstag schenken würde, als darum, wann der nächste Artikel meines Lebensgefährten erscheinen würde, wann sein Lieblingspianist im Wiener Musikverein spielte oder zu welcher Fachtagung er als Nächstes fahren würde. Für mich war es nichts Neues, mich zurückzunehmen für meine Kinder. Ich habe generell keine Probleme damit, mich nach den Bedürfnissen und Wünschen anderer zu richten. Im Gegenteil: Ich fühlte mich oft wohler, wenn ich auf andere eingehen und es ihnen »recht« machen konnte, als wenn ich in mich hineinhorchen und herausfinden musste, was **ich** eigentlich wollte. Teilweise geht es mir noch heute so.

Für meinen Lebensgefährten aber, der ein Einzelkind ist und der, bis er mir begegnete, immer allein gewohnt hatte, muss das neue Familienleben mit einem Säugling eine gewaltige, auch beängstigende Umstellung gewesen sein. Bevor unser kleiner Sohn auf die Welt gekommen war, hatte mein Lebensgefährte sich zwar mit um meinen großen Sohn gekümmert, aber die Hauptverantwortung hatte ich für ihn getragen. Ich war auch diejenige gewesen, die ihn »erzogen« hatte, die die Regeln aufgestellt und Verbote ausgesprochen hatte. Diese klare Aufteilung änderte sich nun, als unser kleiner Sohn auf die Welt kam, denn natürlich wünschte ich mir, dass mein Lebensgefährte sich genauso für ihn verantwortlich fühlte wie ich selbst. Auch mein Lebensgefährte wollte das. Da der leibliche Vater meines ersten Sohnes mich schon direkt nach der Geburt regelmäßig, zu allen Tageszeiten, auch nachts, allein mit unserem Säugling gelassen hatte, war es für mich umso wichtiger, dass mein jetziger Lebensgefährte ein präsenter und engagierter Vater war.

Eine typische Situation für unser Zusammenleben zu viert in dieser ersten Phase war die folgende: Wir wollten irgendwohin aufbrechen, die Kinder mussten angezogen, die Wickeltasche musste gepackt werden, Proviant für unterwegs fehlte und so weiter. Mein Lebensgefährte stellte sich fertig angezogen mit seinem kleinen Rucksack, in dem er ein Buch, eine Wasserflasche, ein Notizbuch und diverse Bleistifte verstaut hatte, an die Haustür, und antwortete verträumt auf meine gestresste Bemerkung, wir müssten nun wirklich endlich los: »Also von mir aus können wir gehen. **Ich** bin fertig.«

Er war es nicht gewöhnt, sich um jemanden anderen zu kümmern als um sich selbst, und bekam nicht mit, was es noch alles zu tun gab. Da ich dazu tendiere, alles selbst zu machen, weil ich wenig Geduld habe und gern entschlossen zupacke, mein Freund wiederum nichts dagegen hat, sich umsorgen zu lassen und sich dabei seinen Gedanken und Ideen hinzugeben, entwickelte sich aus dieser Dynamik ein anstrengender Kreislauf für uns beide: Ich wurde immer gestresster und machte meinem Lebensgefährten immer mehr Vorwürfe – und er wurde immer passiver und genervter von meiner Kritik. Es hat ungefähr ein Jahr gedauert, bis ich den Eindruck hatte, dass wir als Familie zusammengewachsen waren und zum Beispiel die Aufgabenverteilung, die ein zentraler Diskussionsgegenstand bei Partnern mit Familie ist, zwischen uns so geklärt war, dass wir beide damit zufrieden sein konnten.

Wenn ich an diese Zeit zurückdenke, war für mich die Tatsache am anstrengendsten, dass ich mich immer für alles verantwortlich fühlte. Für jede Missstimmung und jeden Konflikt. Ich hatte stets den Eindruck, ich müsse zwischen allen Bedürfnissen vermitteln und es allen zu jedem Zeitpunkt recht machen. Abgesehen davon, dass das natürlich ein Ding der Unmöglichkeit ist, rieb ich mich total auf in diesem Anspruch. Ich verlernte, darauf zu hören, was **ich** eigentlich wollte, was **ich** mir wünschte und worauf **ich** Lust hatte. Ich weiß noch, wie genervt mein Lebensgefährte, der sonst fast immer ruhig und freundlich ist, eines Tages reagierte, als er mich fragte, was ich essen wolle, und ich konfus antwortete: »Ich esse alles. Mach einfach, was dir schmeckt.«

»Aber du musst doch wissen, worauf **du** Lust hast«, insistierte er und fixierte mich mit seinen türkisblauen Augen.

Ich war jedoch unfähig, auf diese banalste aller banalen Fragen zu antworten.

Ein solches Verhalten ist, glaube ich, typisch für Mütter und Partnerinnen im Familiengefüge. Vermutlich wird es in Bonusfamilien noch durch die Tatsache verstärkt, dass man als Mutter tendenziell das Gefühl hat, seinen Kindern einen Bonusvater »zuzumuten«, den sie sich nicht ausgesucht haben, sowie seinen neuen Partner mit Kindern zu »belasten«, die nicht seine eigenen sind und ihm möglicherweise ablehnend gegenüberstehen. Deshalb finde ich die Idee von Jesper Juul schön, die positiven Möglichkeiten zu betonen, die sich für Kinder, und auch für die Bonuspartner, eröffnen, wenn sie Teil einer Bonusfamilie werden: die Tatsache, dass die Kinder mit dem Bonuspartner ein Gegenüber bekommen, das nicht in die etwaigen Streitigkeiten ihrer leiblichen Eltern verwickelt ist. Ein Gegenüber, das ihnen, durch seinen individuellen Lebenshintergrund und seine eigene Familie, neue Horizonte eröffnet und ungekannte Austauschmöglichkeiten bietet. Die Tatsache auch, dass die Bonuspartner, wenn sie sich halbwegs geschickt anstellen, ein wundervolles Lebensgeschenk bekommen, das ihnen niemand mehr nehmen kann: die Liebe ihrer Bonuskinder. Für beide Seiten sollte es im besten Falle ein Plus oder Extra sein, ein Bonus eben, dass sie in einer Patchworkfamilie leben, kein »Stief…« – eine Vorsilbe, die in ihrer ursprünglichen Bedeutung »beraubt« oder »verwaist« bedeutet.

Bei allen Vorteilen bleibt die Patchworkfamilien-Situation aber eine Herausforderung. Ein ernst zu nehmendes Problem könnte zum Beispiel sein, dass sich das Bonuskind durch die Geburt eines weiteren Kindes bedroht fühlt und fürchtet, nicht hundertprozentig zu der neuen kleinen Familie zu gehören, weil es selbst einen leiblichen Elternteil hat, der nicht dazugehört. Natürlich ist es ein unvergleichlich schönes Gefühl, mit dem neuen Partner ein gemeinsames Kind zu bekommen. Doch die Gefahr ist groß, dass der Bonuspartner dieses Kind anders behandelt als sein Bonuskind, liebevoller und aufmerksamer vielleicht. Ich weiß von einigen Familien, in denen eine solche Ungleichbehandlung zu Eifersucht und Konflikten führt, die die gesamte Familie belasten. Allerdings hat mein Lebensgefährte sich auch diesbezüglich immer wunderbar verhalten: Dank der spontanen tiefen Zuneigung zwischen unserem großen Sohn und meinem Lebensgefährten hat er seinen leiblichen Sohn nie bevorzugt. Auch unser großer Sohn hat sich – abgesehen von seinen normalen Klagen darüber, dass sein kleiner Bruder immer alles darf und bekommt, was er will, und er selbst nicht – nie darüber beschwert, dass sein Bonus-Papa seinen leiblichen Sohn lieber hätte als ihn.

Lediglich die Tatsache, dass ich nach der Geburt seines kleinen Bruders nicht mehr nur für ihn allein da war, bereitete meinem großen Sohn anfangs Schwierigkeiten. Als unser großer Sohn einige Monate nach der Geburt seines kleinen Bruders ein bisschen schwierig wurde, machte mich seine Kindergärtnerin darauf aufmerksam, dass er vermutlich mehr exklusive Zeit mit mir benötige, da er von früher daran gewöhnt sei, viel Zeit mit mir allein zu verbringen. Seitdem versuchen wir, regelmäßig »Mama-Tage« miteinander zu verbringen – mittlerweile gibt es auf Wunsch meines Großen und meines Lebensgefährten auch »Papa-Tage«, was uns allen zugutekommt, auch unserem kleinen Sohn.

Alles in allem glaube ich, dass es speziell für unsere Patchworkfamilie kaum ein Problem gewesen wäre, zusammenzuwachsen – wären da nicht noch die vielen anderen Faktoren gewesen, die vor allem mir das Leben schwer gemacht und zu meiner postpartalen Depression geführt haben: meine schwierige Vergangenheit mit meinem Ex-Mann, mein Perfektionismus, meine erhöhte Vulnerabilität für Angsterkrankungen und Depressionen und der Umzug in ein anderes Land. Dennoch wäre es sicher gut gewesen, wenn mein Lebensgefährte, mein großer Sohn und ich uns alle gemeinsam mehr damit beschäftigt hätten, was es für jeden von uns bedeutete, von nun an zusammenzuleben. Jesper Juul schlägt zu diesem Zweck die sogenannten Familientreffen vor, bei denen die Familie sich gezielt zusammensetzt und jeder davon erzählen darf, wie er sich innerhalb der Familie fühlt. Nach Meinung des Familientherapeuten ist es eine gute Idee, diese Treffen mit schönen gemeinsamen Unternehmungen zu kombinieren wie mit einem Kinobesuch oder einem Spaziergang.[38]

Ich selbst möchte jedem, der sich auf das Abenteuer einer Patchworkfamilie einlässt,[39] ans Herz legen, sich mit einer wichtigen Frage auseinanderzusetzen, die auch Jesper Juul stellt:
WAS HAST DU AUS DEINER LETZTEN BEZIEHUNG ÜBER DICH SELBST GELERNT?[40]

Aus meiner Erfahrung lohnt es sich über alle Maßen, sich mit dieser Frage zu befassen und aus ihrer Beantwortung Schlüsse für die Gestaltung der neuen Beziehung zu ziehen.

Geht es der Mutter gut, geht es auch dem Kind gut
~ Die Behandlung

Auch in der ersten Nacht im Krankenhaus schlafe ich nicht. Um mich zu beruhigen, höre ich leise Meditationsmusik, blättere bei gedämpftem Licht in Klatschzeitschriften, vertrete mir immer wieder die Beine auf dem Gang. Aber es gelingt mir einfach nicht, mich zu entspannen.

Tagsüber hat eine Schwester, die auf der Station speziell für die Betreuung der Mütter mit postpartaler Depression und deren Kinder verantwortlich ist, meinem Lebensgefährten und mir gezeigt, wie man ein Fläschchen zubereitet und es dem Kind gibt. Mein großer Sohn hatte sich als Baby standhaft geweigert, auch nur den kleinsten Schluck aus einer Flasche zu nehmen, deshalb habe ich keine Routine damit. Frau Dr. Schmid-Siegel hat uns die »Übungsstunde« verordnet, da sie ahnte, dass ich abstillen müsste, mir selbst aber die endgültige Entscheidung überlassen wollte.

In mir kämpft mein drängender Wunsch, meinen kleinen Sohn weiter zu stillen, mit meinem schlechten Gewissen und der totalen Erschöpfung: Ich spüre, dass ich wegen des Dauerstresses immer weniger Milch habe und es für mein Kind immer anstrengender wird, satt zu werden. Trotzdem beschließe ich am Nachmittag, noch einmal alles in meinen Kräften Stehende zu tun: Ich will meinen kleinen Sohn von nun an alle zwei Stunden stillen, um die Milchproduktion anzuregen.

Das tue ich bis zum Abend auch, blass wie ein Gespenst, mit zitternden Händen. Wenn ich aufstehe, wird mir schwarz vor Augen. Wie betrunken schwanke ich durch die Krankenhausgänge und schaukele mein Baby benommen in meinen Armen hin und her, um es zum Schlafen zu bringen.

Als mein Sohn um zwei Uhr morgens das erste Mal wach wird, habe ich plötzlichen kein Fünkchen Kraft mehr, kein bisschen Mut, ihn zu stillen. Die diensthabende Schwester, von den anderen Patienten ironisch »Commander« genannt, eine kräftige Frau mit groben Gesichtszügen und einer tiefen männlichen Stimme, hat mir schon am frühen Abend ins Gesicht gebellt, ich solle endlich mit dem Stillen aufhören und dem Kind die Flasche geben. Der würde doch gar nicht mehr richtig satt werden, das sähe man doch.

Benommen wanke ich zum Schwesternzimmer, meinen Sohn auf dem Arm, unter dem Arm ein Fläschchen und das Milchpulver, das mein Lebensgefährte tagsüber noch besorgt hat. Durch die Scheibe erkenne ich die schemenhaft den Commander.

»Mist«, denke ich, »jetzt behält sie Recht.«

Mein Sohn stürzt die Milch herunter, als hätte er nie etwas anderes getrunken. Er muss richtig hungrig sein! Ein Stein poltert mir vom Herzen. Als er wieder eingeschlummert ist, finde ich trotzdem keinen Schlaf. Die Klimaanlage dröhnt an meiner Seite und macht mich wahnsinnig. Aufgewühlt sehne ich den nächsten Morgen herbei und hoffe auf ein ausführliches Gespräch mit Frau Dr. Schmid-Siegel.

Bei der Morgenvisite verordnet sie mir mit ernstem Blick neben dem Antidepressivum, das ich bereits am Vorabend eingenommen habe, Zyprexa, ein Neuroleptikum gegen zwanghaftes Grübeln, sowie pflanzliche Tropfen zur Beruhigung. Ich kippe sie wie eine Droge im Schwesternzimmer herunter: »Geben Sie mir alles, was geht. Ich nehme alles. Ich will nur endlich schlafen.«

Mein Sohn wird ins Schwesternzimmer gebracht, damit ich mich ausruhen kann. Wenn ich nachts nicht schlafen kann, soll ich es tagsüber tun. Eigentlich eine himmlische Idee! Nur dass das Bett für mich ein Ort des Schreckens geworden ist. Ich werfe mich ruhelos hin und her. Manchmal döse ich für ein paar Sekunden weg, dann wache ich wieder von meinem eigenen Schlucken auf. Ich schwitze, alle Decken sind durchnässt. Meine Gedanken kreisen immer um die gleichen Themen, schneller, immer schneller, erbarmungslos. Ich klammere mich an der Bettdecke fest, meine Hände sind schweißnass, eine Stunde lang versuche ich schon einzuschlafen. Das Display meines Handys blinkt mir unbarmherzig die Zeit ins Gesicht. Ich halte es nicht mehr aus!

Strauchelnd renne ich auf den Flur, kneife die Augen zusammen, das grelle Licht blendet mich.

»Oh«, höre ich eine Schwester sagen.

Sie hört sich besorgt an.

»Ich kann immer noch nicht schlafen. Wenn ich jetzt nicht endlich schlafe, weiß ich nicht, was passiert«, stoße ich stammelnd hervor.

»Frau Dr. Schmid-Siegel, Frau Dr. Schmid-Siegel!«, die Schwester ruft nach der Oberärztin, die gerade den Gang entlangläuft.

Ich schnappe Wortfetzen auf; die Schwestern unterhalten sich, irgendetwas von Schlafmangel und psychotischem Verhalten. Ich höre sie, aber verstehe nichts. Wieder zittere ich am ganzen Körper. Da ergreift eine Hand fest meinen linken Oberarm und legt den anderen Arm um meine Schultern: »Ganz ruhig, ich bringe Sie jetzt in Ihr Bett.«

Ich schluchze: »Aber ich kann doch nicht...«

»Doch, jetzt werden Sie können. Wir geben Ihnen etwas, das Ihnen hilft.«

Ich schluchze noch mehr: »Aber dann muss ich endgültig abstillen. Stimmt's?«

Rotz und Wasser laufen aus meinen Augen, meiner Nase, meinem Mund, alles ist nass und schmierig, ich bekomme keine Luft mehr.

Ich will nicht mehr leben. Wenn ich mein Kind nicht mehr stillen kann, dann will ich nicht mehr leben! Wozu bin ich denn sonst noch gut?

Als ich mich mitten in der Trennungsphase von meinem Ex-Mann befand und ein zweites Mal für eine Zeit lang zu meinem Berliner Psychotherapeuten ging, weil ich mich körperlich und seelisch schlecht fühlte, quälte mich immer wieder die Sorge, mein großer Sohn könnte durch unsere Trennung ein unglückliches, traumatisiertes Kind werden. Mein damaliger Therapeut wiederholte mir dazu immer wieder wie ein Mantra, dass es dem Kind gut gehe, wenn es der Mutter gut gehe. Studien hätten gezeigt, dass Kinder nicht unbedingt eine intakte »normale« Familie bräuchten, um stabile und glückliche Menschen zu werden. Sie müssten vor allem **eine** nahestehende positive Bezugsperson in ihrem Leben haben. In Deutschland habe es zum Beispiel in den Nachkriegsjahren zahlreiche Kinder gegeben, die nicht vom Kriegstod ihres Vaters und ihrem Aufwachsen mit nur einem Elternteil traumatisiert gewesen seien, weil ihre Mutter ihnen eine stabile und gute Bezugsperson gewesen sei.

Auch in Bezug auf die Behandlung von Müttern, die an einer postpartalen Depression erkrankt sind, gilt der Grundsatz:
ALLES, WAS DER MUTTER HILFT, HILFT IHREM KIND!

Wenn Ärzte und Psychologen sich Sorgen machen um möglicherweise vernachlässigte Kinder psychisch kranker Eltern, sollten sie deshalb immer darüber nachdenken, wie sie die Eltern dabei unterstützen können, selbst gesünder und glücklicher zu werden (siehe auch ab Seite 81). Das ist eine unvergleichbar effektive Präventionsmaßnahme für das Heranwachsen gesunder und selbstbewusster Kinder.

Entscheidend für den Genesungsprozess ist im Falle der postpartalen Depression, dass die erkrankte Mutter wieder schlafen kann, was teilweise – so auch bei mir – nur mit Medikamenten möglich ist. Die Folgen von dauerhaftem Schlafmangel sind vielfältig und teilweise gravierend: Er führt zu erhöhtem Blutdruck, Herz-Kreislauf-Erkrankungen, Magen-Darm-Problemen, einer erhöhten Anfälligkeit für Infektionen, zur Gewichtszunahme, erhöhten Blutzuckerwerten bis hin zu Frühdiabetes und zu einem vierfach erhöhten Risiko, an einer Depression zu erkranken. Vor allem aber kann radikaler Schlafmangel Wahnvorstellungen und psychotisches Verhalten verursachen, was eine wesentlich größere Gefahr für das Baby darstellt als die Depression seiner Mutter.

Auch aus diesem Grund entschied Frau Dr. Schmid-Siegel, nachdem ich die erste Nacht im Krankenhaus immer noch nicht geschlafen hatte, dass ich sofort abstillen und starke Schlafmittel nehmen sollte. Damit wollte sie verhindern, dass ich womöglich noch in eine Psychose abdriftete.

Ich weiß noch, wie sehr mich diese Begründung damals schockiert hat! Gerade noch war ich eine gesunde, willensstarke und erfolgreiche Frau gewesen, und im nächsten Moment war ich schon ein menschliches Wrack, dem das Einfachste und Natürlichste auf der Welt, das Schlafen, nicht mehr gelingen wollte?! Und das nur, weil ich umgezogen war und ein zweites Kind bekommen hatte? Ich verstand die Welt nicht mehr.

Heute bin ich der Meinung, dass **alle** – darunter auch Ärzte, Apotheker, Hebammen, Pflegekräfte, Sprechstundenhilfen –, die betroffene Frauen diskriminieren, weil sie Medikamente einnehmen, um ihre Depression zu behandeln, mehr darüber nachdenken sollten, wie heilsam und positiv es auch für die Kinder ist, wenn ihre Mütter sich dank der Medikamente endlich wieder entspannen können und das Leben genießen. Niemand sollte uninformiert und voreingenommen darüber unken, wie gefährlich es für Kinder ist, wenn ihre Mütter in der Schwangerschaft und Stillzeit Antidepressiva nehmen.

Ich bin keine Verfechterin der Auffassung, man müsse bei einer Depression einfach nur Antidepressiva nehmen und dann werde schon alles wieder gut. Natürlich muss es immer um eine umfassende Behandlung gehen, die auch eine Therapie miteinschließt, sonst ändert sich über kurz oder lang nichts wirklich. Spätestens beim Absetzen der Medikamente gerät der Betroffene dann wieder in das alte – depressive – Fahrwasser, worauf ich ab Seite 151 näher eingehe. Dennoch habe ich selbst die Erfahrung gemacht, dass man durch seine Depression in Zustände der Verzweiflung und Erstarrung geraten kann, in denen man zu einer Therapie nicht mehr fähig ist. Mithilfe von Medikamenten kann es dann gelingen, den Betroffenen so weit zu stabilisieren, dass er aufnahmefähig wird für psychotherapeutische Gespräche und verhaltenstherapeutische Maßnahmen.

Wissenswertes zu Antidepressiva während der Schwangerschaft und Stillzeit

Bis heute ist selbst in ärztlichen Fachkreisen noch viel zu wenig bekannt, dass es unter den Antidepressiva – die im Übrigen nicht auf der Liste der toxischen Substanzen stehen – solche gibt, die Frauen in der Schwangerschaft und Stillzeit nehmen können, ohne ihrem Kind zu schaden. Dazu gehören vor allem die sogenannten Selektiven Serotonin-Wiederaufnahme-Hemmstoffe (SSRI) und duale Antidepressiva. Laut verschiedener Studien traten bei mehreren tausend Frauen, die im ersten Drittel der Schwangerschaft solche Antidepressiva nahmen, keine Auffälligkeiten bei den später geborenen Kindern auf.[41] Es kommt darauf an, ob die Medikamente vom Blut über die Plazenta in das Blut des Kindes übertragen werden beziehungsweise von der Muttermilch in den Organismus des Kindes, was lange nicht bei allen Medikamenten der Fall ist. Es gibt heute Antibiotika, die Schwangere und Stillende bedenkenlos nehmen können. Für bestimmte Antidepressiva gilt das ebenfalls. Andere Medikamente wie starke synthetische Schlafmittel dürfen hingegen nicht eingenommen werden; sie würden auch das Kind sedieren und abhängig machen. Deshalb müssen Mütter, die an einer schweren postpartalen Depression leiden, häufig abrupt abstillen, damit sie nach langer Schlaflosigkeit wieder schlafen können.

Die immer noch weit verbreitete ignorante Verurteilung von Antidepressiva nicht nur für schwangere oder stillende Frauen, sondern auch im Allgemeinen macht mich selbst heute noch wütend! Wieso ist es völlig in Ordnung, Bluthochdruck oder Diabetes medikamentös zu behandeln, eine Depression aber nicht? In allen drei Fällen ist ein biochemisches Gleichgewicht im Körper durcheinandergeraten, das durch die Gabe der passenden Substanzen wiederhergestellt werden kann. Ich würde mir so sehr wünschen, dass diese Erkenntnis endlich gesellschaftlich anerkannt wird!

Ich liege wieder im Bett. Gelähmt vor Angst, wie ein Kaninchen auf der Autobahn. Die Schwester, eine rundliche Frau mit dunklen Locken reicht mir eine Tablette und sagt langsam und deutlich: »Das wird Ihnen helfen.«

»Und wenn ich damit immer noch nicht ...?«, frage ich weinerlich, wie ein kleines Kind.

»Dann geben wir Ihnen etwas anderes. Wir haben noch einiges auf Lager«, die Schwester lächelt.

Meine Beine zucken unkontrolliert.

»Aber was, wenn nicht ...?«, stottere ich wieder mit dünner Piepsstimme.

Die Schwester seufzt kaum hörbar: »Hören Sie, versuchen Sie es einfach. Ich verspreche Ihnen, ich komme ab und zu und schaue nach Ihnen. Gut?«

»Gut.«

Meine Stimme zittert immer noch. Aber ich fühle mich beruhigt durch den Gedanken, dass sie nach mir sehen wird. Dass sie mich nicht allein lassen wird in meinem Kampf um den Schlaf.

Ich nehme die Tablette, spüle sie mit Wasser hinunter und schließe die Augen. Bildfetzen zucken unter meinen Augenlidern. Ich habe das Gefühl, auf einem Seil zu balancieren, unter mir nichts, nur Luft und Leere. Dann sehe ich mich in einer zerklüfteten, steinigen Berglandschaft stehen, hoch oben, auf einem Berggipfel. Wind weht in meinen Haaren, und vor mir gähnt ein Abgrund: Du musst dich nur fallen lassen. Einfach nur fallen, denke ich noch.

Und dann falle ich.

Die Behandlung einer Frau, die an einer postpartalen Depression erkrankt ist, kann genauso unterschiedlich ausfallen wie die Krankheit selbst. Es gibt Frauen, für die es reicht, sich des Problems gewahr zu werden und sich sozusagen »sanfte« Hilfe zu holen, zum Beispiel durch einen Homöopathen, Unterstützung bei der Betreuung des Kindes und im Haushalt durch die Eltern oder Schwiegereltern sowie die Möglichkeit, über ihre Gefühle zu sprechen, etwa in einer Selbsthilfegruppe. Anderen wiederum tut es gut, mit einer Therapie zu beginnen, und wieder andere entscheiden sich für eine medikamentöse Behandlung. Nur die wenigsten Frauen, ein bis zwei Prozent aller Erkrankten, haben so große Probleme, dass sie stationär im Krankenhaus behandelt werden müssen.

Dass ich ausgerechnet zu diesen ein bis zwei Prozent gehörte, beschäftigt mich noch heute. Wenn ich schon diesen Makel habe, dieses Stigma an mir trage, an einer Depression erkrankt zu sein »wegen« der Geburt meines Kindes, dann hätte ich doch wenigstens so tapfer und stark sein können, die Krankheit auf bestmögliche Weise zu bewältigen. Warum musste meine Krankheitsgeschichte auch noch zu den Katastrophenfällen gehören?

Im Gespräch mit anderen Betroffenen, vor allem mit solchen, die stolz darauf sind, ihre Krankheit ohne Antidepressiva überwunden zu haben, habe ich noch heute ein unangenehmes Gefühl im Bauch, wenn ich davon erzähle, wie viele Medikamente ich in der schlimmsten Krise gleichzeitig eingenommen habe und dass ich drei Wochen im Krankenhaus geblieben bin. Glücklicherweise ist das eine vergleichsweise kurze Zeit, sodass ich zumindest sagen kann: Unter den Frauen, die im Krankenhaus aufgenommen worden sind, gehöre ich zu denen, die weniger »schlimm« erkrankt waren. Wieder mischt sich mein verdammter Perfektionismus in mein Denken und Fühlen, dieses ewige Vergleichen, dieser Wer-ist-die-perfekteste-aller-perfekten-Mütter-Wahn, dem ich mich aussetze – und mit mir tun es viele andere Mütter.

Die Behandlung der postpartalen Depression in den verschiedenen Krankenhäusern ist ebenfalls sehr unterschiedlich: Es gibt hochspezialisierte Einrichtungen wie zum Beispiel das Psychiatrische Zentrum in Wiesloch, Baden Württemberg, wo es eine Extra-Abteilung für die gemeinsame Behandlung von Müttern mit postpartaler Depression und deren Kindern gibt. Dort werden die erkrankten Mütter nicht nur medikamentös eingestellt, sondern sie werden auch, falls nötig, mit Hilfe des Verfahrens der Interaktions-Videoanalyse darin unterstützt, kompetent und liebevoll mit ihren Kindern umzugehen.

Gleichzeitig gibt es bedauerlicherweise noch viele Einrichtungen, die keine guten Behandlungsmöglichkeiten bieten. So haben viele psychiatrische Abteilungen nicht die Möglichkeit, die Mütter gemeinsam mit ihren Kindern aufzunehmen, was ein unverzeihliches Manko ist: Die vorzeitige Trennung von Mutter und Kind verstärkt die eventuell schon bestehende Mutter-Kind-Beziehungsstörung oder führt, wenn diese nicht vorhanden ist, zu einer Entfremdung zwischen Mutter und Kind, die für beide schmerzhaft und belastend ist.

Ich selbst hatte das unglaubliche Glück im Unglück, in die einzige Abteilung in ganz Wien aufgenommen zu werden, die die Möglichkeit bietet, Mütter gemeinsam mit ihren Babys zu behandeln. Die Abteilung für Sozialpsychiatrie mit dem Schwerpunkt »Peripartale Psychiatrie« unter der Leitung von Oberärztin Frau Dr. Brigitte Schmid-Siegel verfügt über zwei Zweibettzimmer, in denen jeweils eine Mutter mit Kind wohnen kann, sowie über ein Vierbettzimmer, in dem zwei Mütter gleichzeitig mit ihren Kindern beherbergt werden. Maximal vier Mütter können so zusammen mit ihrem Baby gleichzeitig auf der Station aufgenommen werden. Das ist angesichts der hohen Bedarfslage kaum mehr als ein Tropfen auf den heißen Stein. Aber es ist ein Anfang.

Neben einem ausführlichen Anamnesegespräch mit der Betroffenen und Informationsgesprächen mit dem Partner und mit Angehörigen geht es im Krankenhaus zunächst einmal um die passende medikamentöse Einstellung der Mutter und um ihre umfassende Entlastung. Sie wird allein dadurch wirksam, dass die Mutter aus ihrer gewohnten Umgebung genommen wird und sich nicht mehr um den Haushalt, berufliche Aufgaben oder andere Kinder kümmern muss.

Als ich mich in den ersten Tagen ständig dafür entschuldigte, dass ich nicht auf die Minute genau zum Stützpunkt gekommen war, um mir meine Medikamente abzuholen, oder dafür, dass mein Bett nicht gemacht war, sagte eine der Pflegekräfte liebenswürdig lächelnd: »Hören Sie, Sie sind hier, um sich zu erholen. Das hat allererste Priorität. Alles andere ist erst einmal nicht so wichtig. Okay?!«

Welch himmlisches Angebot! Leider war ich in der gesamten Zeit meines Krankenhausaufenthalts zu angespannt und nervös, um es wirklich annehmen zu können.

Aus demselben Grund fiel es mir schwer, am täglichen Kursangebot teilzunehmen. Ich sollte zum Beispiel so oft wie möglich bei einem Kurs zur »Progressiven Muskelentspannung« mitmachen. Ich folgte brav, aber mit kümmerlichem Ergebnis. Ich weiß nicht genau, warum das so ist, aber sobald mir jemand sagt: »Bitte entspannen Sie sich **jetzt**!«, habe ich zwanghaft das Gefühl, rumzappeln zu müssen, und kann alles, nur eines nicht: mich entspannen. Ich entspanne mich am besten aktiv – beim Sport, beim Spazierengehen, Spielen mit meinen Kindern. Alle Tätigkeiten, die damit zu tun haben, dass ich mich bewusst **gehen** lassen soll, wie Meditieren, therapeutisches Atmen und Yoga, machen mich tendenziell hibbelig und nervös.

Was ich aber sehr genießen kann, und was mir im Krankenhaus wunderbar geholfen hat, waren Massagen. Leider bekam ich diese nur zweimal die Woche für eine halbe Stunde. Dennoch kann ich mich noch heute an das weiche Gefühl erinnern, das mich dabei überschwappte. Als würde ich langsam zerfließen, wie Honig. Nach Wochen, ja Monaten der totalen Anspannung gelang es mir zum ersten Mal, wieder zu entspannen. Ich weiß noch, wie ich bei der ersten Massage die ganze Zeit verzweifelt dachte: »Aber einschlafen kann ich trotzdem nicht! Aber einschlafen kann ich ...«

Ehrgeizig wie ich bin, dachte ich, es müsste mir nun, da ich im Krankenhaus war und meine Krankheit behandelt wurde, unmittelbar gelingen, wieder normal zu funktionieren. Darum ging es aber nicht, sondern einfach nur darum, mir die Möglichkeit zu verschaffen, meinen Körper zu fühlen, ein Gefühl der Behaustheit, des Geborgenseins bei und mit mir selbst wiederherzustellen, das ich in meiner Depression komplett verloren hatte. Ich weiß noch, wie ich nach ungefähr zwei Wochen im Krankenhaus – so lange dauert es auch, bis die Antidepressiva beginnen zu wirken – zu meiner Mutter am Telefon sagte: »Allmählich habe ich den Eindruck, die alte Ulrike kehrt zurück.«

Meine Mutter reagierte überrascht, auch erschrocken. Sie hatte per Telefon, Mail und Skype nicht gemerkt, dass ich mich so weit von mir selbst entfernt hatte in meiner Krankheit. Auch mein Lebensgefährte hatte das nicht in vollem Ausmaß wahrgenommen. Das Gefühl des Sich-selbst-Verlierens ist, wie so viele andere Symptome der Depression, Außenstehenden schwer zu beschreiben oder zu vermitteln. Nur die, die es wirklich erlebt haben, können es vollständig erfassen.

Hätte ich schon früher gewusst, dass Massagen mir so umfassend gut tun – in der Forschung geht man davon aus, dass Massagen bei der Behandlung von Depressionen unter anderem wirksam sind, weil sie unmittelbar den Tastsinn und die Haut ansprechen –, hätte ich mir ein paar Schwangerschaftsklamotten gespart und mir stattdessen ab und an eine professionelle Massage geleistet. Das möchte ich deshalb allen Schwangeren und Müttern ans Herz legen.

Eine große Entlastung war auch, dass das Pflegepersonal sich in der Zeit, in der ich an den verschiedenen Angeboten teilnahm, um mein Baby kümmerte. Ich habe meinen kleinen Sohn damals nur sehr ungern aus meinen Händen gegeben, fand es aber auch rührend, wenn ich sah, wie liebevoll er im Schwesternzimmer umsorgt wurde und wie gut es ihm dabei ging. Ich kenne einige andere betroffene Mütter, die ihr Kind ebenfalls mit ins Krankenhaus genommen haben und deren Kinder wie mein Sohn auf diese Weise relativ früh »fremdbetreut« wurden, also von Menschen, die nicht zu ihrer Familie gehörten. Wir haben alle das Gefühl, dass das unseren Kindern nicht geschadet hat, sondern dass sie so im Gegenteil schon zeitig ein gewisses Maß an Flexibilität und Offenheit gewonnen haben, das sie später dazu befähigt hat, gut mit neuen Situationen umzugehen. Das mag Wunschdenken sein, aber Fakt ist, dass mein Sohn nicht die geringsten Probleme hatte, sich in die Krippe einzugewöhnen, und die Pädagoginnen mir sagten, bei uns zu Hause müsse eine besonders angenehme und liebevolle Atmosphäre herrschen, so gut gelaunt und freundlich, wie er immer sei. Auch hat er bis heute eine besondere Affinität zu Ärzten. Immer, wenn er weiß gekleidete Menschen sieht, ruft er: »Arzt! Arzt!«

Als er selbst mit knapp zwei Jahren mit einer Mundentzündung für ein paar Tage ins Krankenhaus musste, weil er nicht mehr essen noch trinken konnte, zeigte er sich erstaunlich aufgeschlossen und entspannt gegenüber dem medizinischen Fachpersonal. Wieder zu Hause sagte er eines Tages zu mir: »Will auch Arzt!«, was hieß, er wolle auch ein Arzt sein, wie ich durch Nachfragen herausfand. Ich bin gespannt, was daraus wird!

Ich finde es zentral, anderen Eltern die Furcht vor einem möglichen Krankenhausaufenthalt zu nehmen – auch in Bezug auf ihr Baby. Als ich im Krankenhaus war, lernte ich dort eine Schwangere kennen, die ihr erstes knapp eineinhalbjähriges Kind nie sah, da ihr Ehemann sich weigerte, sie mit dem Kind im Krankenhaus zu besuchen. Die niederdrückende Atmosphäre und die Anwesenheit der anderen Kranken würden dem Kind schaden, meinte er. Immer wieder saß die Schwangere bitterlich weinend im Flur oder im Aufenthaltsraum, weil es sie schmerzte, nicht mit ihrem Kind zusammen sein zu können. Das bedrückte mich außerordentlich.

Ehrlich gesagt hatte ich selbst beim ersten Betreten der Station, auf der neben den Müttern mit postpartaler Depression andere Depressive und Suchtkranke behandelt werden, gedacht, wie trostlos die Stimmung dort war, trotz der offensichtlichen Bemühungen des Personals, die Räume mit bunten Bildern, Fotos und Basteleien freundlich zu gestalten. Ich machte mir deswegen Sorgen. Nicht nur um meinen kleinen Sohn, der hier die nächsten Tage und Wochen mit mir verbringen sollte, sondern auch um meinen großen Sohn, der uns regelmäßig im Krankenhaus besuchen und dort die Nachmittage mit uns verbringen würde.

In einer Raucherecke, die durch Plastikwände vom Rest der Station abgeschirmt war, standen unentwegt verschiedene Gestalten und zogen gierig an ihren Zigaretten. Im Aufenthaltsraum saß fast immer eine alte Dame mit schlohweißem Haar, deren Gesicht zu einer unbeweglichen Maske erstarrt war, vor einer grellen Vollspektrumlampe. Die Bestrahlung durch solche Lampen soll vor allem bei saisonal bedingten Depressionen wie der sogenannten Winterdepression helfen. Drei ungepflegte Männer mit käsigen Gesichtern spielten an einem Tisch Skat, und ein dünner gepiercter Jüngling mit Baseballcap sah zusammen mit einem grell geschminkten Mädchen fern, während sie fahrig abwechselnd ihre Finger blutig biss und Schokolade in sich hineinstopfte.

In dem Mutter-Kind-Zimmer, das für mein Baby und mich gedacht war, stand ein typisches Kinder-Krankenhausbett, das mich zunächst erschreckte, weil es mit seinen Metallgittern, die man links und rechts hoch- und hinunterziehen konnte, an eine kleine Gefängniszelle erinnerte. An der Decke hing eine Kamera, von der ich zunächst nicht wusste, ob sie die ganze Zeit lief – mir war unklar, ob mein Sohn und ich beobachtet wurden oder nicht. Durch einen Schlitz in der Tür sowie durch eine Plexiglasscheibe, die Wickelbereich und Toilette von dem Schlafbereich trennte, konnte jeder, der wollte, zu uns hereinsehen. Ich fühlte mich kontrolliert durch das Fachpersonal und bedroht von den »finsteren Gestalten«, die auf der Station behandelt wurden.

Wie sollte ich mein Kind vor ihnen beschützen? In den ersten Tagen wagte ich es nicht, das Zimmer auch nur für ein paar Sekunden ohne meinen Sohn zu verlassen, um mir zum Beispiel ein Getränk aus dem Aufenthaltsraum zu holen. Überallhin schleppte ich mein Baby mit: Entweder trug ich meinen Sohn auf dem Arm oder ich schob ihn im Kinderwagen durch die Gänge. Bald beobachtete ich Erstaunliches: Sobald ich mit meinem Baby einen Raum betrat, zum Beispiel den Aufenthaltsraum, um dort zu frühstücken, strahlten die Gesichter der meisten anderen Patienten. Selbst über das Gesicht der verzweifeltesten Patientin huschte zumindest ein kleines Leuchten, wenn sie meinen Sohn erblickte. Frau Dr. Schmid-Siegel sagte einmal im Scherz über die Babys, sie seien die »Therapiehunde« der Station. Das ist in gewisser Weise wahr, ohne dass die Kinder benutzt oder gar »missbraucht« würden. Von der Situation profitieren alle Seiten: die Mütter, ihre Kinder und die anderen Patienten.

Ich persönlich habe damals gelernt, freundlich, aber bestimmt übergriffige Annäherungsversuche von Mitpatienten abzuwehren, die meinen Sohn zum Beispiel, ohne sich näher mit ihm befasst zu haben, gleich auf den Arm nehmen wollten. Gleichzeitig habe ich gemerkt, wie liebevoll und geschickt die Patienten, die mir zu Beginn meines Krankenhausaufenthaltes teilweise noch so ungepflegt und grob erschienen waren, mit meinem Sohn umgingen. Mein Kind wiederum lernte, offen und entspannt auf Menschen zu reagieren, die es noch nicht kannte. Den anderen Patienten wurde schlicht und einfach Freude geschenkt: die Gewissheit, dass es trotz ihrer Krankheit, die ihre Sicht auf das Leben teilweise auf unerträgliche Art und Weise verdunkelt, Schönes gibt auf der Welt, etwas so Zartes und Lustiges wie ein Baby.

Ich bin auch heute noch dankbar, dass es für meinen Sohn und mich die Möglichkeit gab, gemeinsam im Krankenhaus aufgenommen zu werden. Ich halte dieses Konzept für ein außerordentlich gutes! Glücklicherweise war und ist mein Freund offen und unvoreingenommen, sodass es ihm nie in den Sinn kam, sich gegen eine gemeinsame Behandlung von mir und unserem Kind im Krankenhaus zu sperren. Auch als es in der ersten Woche nötig wurde, dass unser Baby vier Nächte bei meinem Lebensgefährten zu Hause schlief – ich sollte mich ausschlafen und kümmerte mich daher in diesen Tagen nur tagsüber um unseren kleinen Sohn –, stellte mein Lebensgefährte sich entschlossen seiner neuen Aufgabe. Davor war ich es gewesen, die nachts rund um die Uhr für unser Kind da gewesen war, weil ich stillte. Plötzlich musste nun er nachts ganz allein für unseren Sohn da sein und ihm die Flasche geben. Das funktionierte zum Glück wunderbar!

Interessanterweise wurde ich in diesen Tagen – obwohl mein Sohn nicht bei mir war und ich starke Schlafmittel bekam – jede Nacht dreimal zu den üblichen Stillzeiten meines Sohnes wach, sodass Frau Dr. Schmid-Siegel schnell beschloss, er solle wieder bei mir im Krankenhaus schlafen. Das war – auch im Hinblick auf das Vorurteil, dass angeblich alle Frauen mit postpartaler Depression an einer Mutter-Kind-Bindungsstörung leiden und eine gestörte Wahrnehmungsfähigkeit für die Bedürfnisse ihrer Kinder haben – eine Erfahrung, die mein Selbstbewusstsein als Mutter stärkte.

Die Behandlung im Krankenhaus hat den weiteren Vorteil, dass man dort auf andere betroffene Mütter trifft, mit denen man sich austauschen kann, und die einem das Gefühl geben, nicht allein mit der Erkrankung zu sein. Allerdings muss man diesbezüglich

Glück haben, denn genauso, wie man sich nicht mit jedem Menschen im Allgemeinen versteht, versteht man sich natürlich auch nicht mit jeder Mutter, die an einer postpartalen Depression leidet. So waren während meines Krankenhausaufenthalts eine weitere junge Mutter und zwei Schwangere auf der Station, die mir alle drei eher fremd als nahe waren. Die junge Mutter litt offensichtlich an einer Bindungsstörung zu ihrem Kind, das zu Hause bei seinem Vater war und das sie während der drei Wochen, die ich auf der Station verbrachte, nicht bei sich haben wollte. Die eine Schwangere – die, die ihr eineinhalbjähriges Kind nicht sehen durfte, weil ihr Mann es nicht erlaubte – lief stets schwermütig durch die Krankenhausgänge, las in der Bibel oder erzählte Geschichten darüber, wie schlecht alle Menschen einschließlich der Ärzte und Pflegekräfte auf der Station sie behandelten. Geschichten, die ich – auch aufgrund meiner eigenen Erfahrungen – nicht ganz glauben konnte. Die andere schwangere Frau war ein zartes Elfenwesen mit feinen Lockenhaaren, die vorher mit ihren zwei Kindern und ihrem Mann auf der Straße gelebt hatte. Sie war kaum ansprechbar, zerbröselte ihr Essen nervös auf dem Teller, ohne etwas davon zu sich zu nehmen, und war ständig auf dem Weg zu ihren Kindern, die in einer Noteinrichtung untergebracht waren, oder zu ihrem Mann, der auf einer anderen Station behandelt wurde.

Erst an dem Tag, als ich entlassen wurde, wurde eine Frau aufgenommen, die mir richtig sympathisch war: Sie war zierlich, Mitte 30, hatte lange blonde Haare und intensiv blickende dunkelblaue Augen. Sie sollte in meinem Zimmer wohnen und war zusammen mit ihrem Mann und ihrer Tochter früher als vereinbart ins Krankenhaus gekommen, weil sie es nicht mehr länger zu Hause ausgehalten hatte. Zerbrechlich wirkte sie, verloren und traurig, wie sie zitternd vor mir stand, ihre kleine Tochter ungeschickt in den Armen haltend. Ich fühlte sofort Wärme für sie in mir hochsteigen und wollte sie umarmen, ihre Sorgen weg hexen und sie glauben machen, dass es ihr bald wieder besser ginge. Heute ist sie eine wichtige Freundin für mich. Ich gab ihr damals meine Handynummer und sagte, sie könne mich jederzeit anrufen. Das tat sie, und noch in der ersten Woche ihres Krankenhausaufenthaltes tra-

fen wir uns mit unseren Kindern in einem Café. Meine Freundin ist eine emanzipierte, streitbare, intelligente Frau, die ihr Leben gut organisiert hat und von der postpartalen Depression ebenso schockartig überrumpelt wurde wie ich. Bestimmte Gefühle und Erfahrungen teile ich nur mit ihr, mit keiner anderen Freundin sonst. Das ist eine einzigartige, wertvolle Verbindung, die ich allen betroffenen Frauen wünsche. Deswegen möchte ich ihnen raten:
ISOLIERT EUCH NICHT!
Auch wenn das eurem inneren Impuls entspricht und ihr euch zu jedem Außenkontakt mit aller Kraft zwingen müsst.
GEHT RAUS!
Trefft andere Betroffene und Gleichgesinnte, zum Beispiel in Selbsthilfegruppen. Teilt eure Ängste, Sorgen und Probleme. Niemand kann euch so gut verstehen wie andere Betroffene. Ihr werdet sehen: Es fühlt sich unvergleichlich heilsam und tröstend an zu wissen, dass man nicht allein ist mit seiner Krankheit.
UND, DAS WICHTGSTE: SORGT FÜR EUCH!
Wenn ihr es nicht für euch selbst tut, so tut es für eure Kinder. Sie brauchen euch!
SCHÜTZT EUCH VOR JEDEM REGENTROPFEN, DAMIT ER EUCH NICHT ERSCHLÄGT!
Das schreibt Brecht in einem kleinen Gedicht, das ich erst richtig verstehen konnte, als ich die Liebe zu meinen Kindern kennengelernt habe:

Morgens und abends zu lesen
Der, den ich liebe
Hat mir gesagt
Dass er mich braucht.
Darum
Gebe ich auf mich acht
Sehe auf meinen Weg und
Fürchte mich vor jedem Regentropfen
Dass er mich erschlagen könnte.

Bertolt Brecht[42]

Eine Mutter kann ihrem Kind nichts Wertvolleres geben als Muttermilch ~
Stillen als Psychodruck

Mit wirrem Kopf wache ich auf. Im ersten Moment weiß ich nicht, wo ich bin. Ich reibe mir die Augen und stütze meinen Schädel in beide Hände. Meine Brüste sind heiß und prall. Sie schmerzen. Ich stöhne leise. Die Kühlpads, die ich am Abend vor dem Einschlafen unter meinem engen BH deponiert habe, sind verrutscht und lauwarm. Mühsam entziffere ich meine Handy-Uhr, es ist 1:07 Uhr. Ich habe knapp zwei Stunden geschlafen. Das kleine Gitterbett neben mir ist leer. Benommen torkele ich zum Badezimmer. Mein Denken ist benebelt von den Schlafmitteln, die ich verabreicht bekomme. Im Badezimmerspiegel sieht mich ein fremdes Gesicht an, blass und zerknittert, mit verquollenen Augen. Cremefarbene Milch tropft aus meinen Brustwarzen. Vergiftete Milch, unnütze Milch, Milch, die niemand gebrauchen kann. Milch im Überfluss!
 Ich ekle mich davor.
 Vor mir selbst.
 Mit zitternden Händen nehme ich mir zwei Waschlappen von der Ablage über dem Waschbecken, tränke sie in kaltem Wasser und stopfe sie unter den BH. Es ist mir egal, dass ich das ganze Badezimmer volltropfe und meinen BH und meinen Schlafanzug durchweiche. Ich will nur, dass die Schmerzen nachlassen und ich schlafen kann!
 Da wird mein Kind extra woandershin gebracht, und ich bekomme Hammermedikamente, um schlafen zu können, aber

meine verdammten milchgeschwollenen Brüste halten mich dennoch vom Schlafen ab! Ein Milchstau hat mir gerade noch gefehlt, denke ich fröstelnd und schleiche zurück zum Bett. Vielleicht hätte ich doch das Medikament nehmen sollen, das den Prozess des Abstillens unterstützen kann? Frau Dr. Schmid-Siegel hat mir allerdings geraten, es erst einmal ohne zu versuchen, denn das Medikament könne meine Depression verstärken. Das will ich natürlich nicht!

Leise fluchend lasse ich mich zurück in mein Bett fallen, suche eine Position im Liegen, die mir nicht wehtut, und versuche, wieder einzuschlafen. Alles kommt mir falsch vor, verkehrt und schwarz. Warum muss ich die Milch bekämpfen, die für mein Kind bestimmt ist? Mit Coolpads, Pfefferminztee und straff sitzendem BH? Weshalb kann ich meinen Sohn nicht einfach stillen wie alle anderen Mütter auch? Wozu fließen meine Brüste über von Milch, wenn ich sie nicht meinem Kind geben darf?

Leise weine ich vor mich hin, bis ich wieder in einen unruhigen Schlaf finde.

Ich habe gern gestillt! Beide Kinder. Ich war zwar keine dieser hundertprozentig stillwütigen Mütter, die ihre Kinder noch lange über das erste Lebensjahr hinaus stillen und die Gabe von Muttermilch als Lösung aller Probleme ansehen. Aber ich war auch nie eine jener Frauen, die Stillen als etwas Unangenehmes empfinden und die spezielle emotional-körperliche Verbindung mit ihrem Säugling, dessen Abhängigkeit und ihre eigene Gebundenheit nur schwer ertragen können. Ich habe die besonderen Momente der Zweisamkeit, der Innigkeit und Zuwendung beim Stillen immer genossen. Wenn mir die Welt zu laut wurde, die Menschen zu anstrengend oder zu penetrant, die Gespräche zu belanglos, dann habe ich mich gern zurückgezogen, um mich ausschließlich meinen Kindern zu widmen.

Gleichzeitig habe ich mir – als typische Perfektionistin – aber auch oft Sorgen gemacht, was das Stillen betraf: Bekamen meine

Kinder genügend Milch? Stillte ich sie richtig? Litt ich an einer Brustentzündung? Was würde sein, wenn ich erkrankte und Medikamente nehmen müsste, die das Stillen unmöglich machten? War ich schuld daran, dass mein Kind so unruhig war, weil das Mittagessen zu scharf war, das ich gegessen hatte? All diese unseligen Fragen habe ich mir unentwegt gestellt, mit denen sich vermutlich vor allem Frauen quälen, die die Tendenz zum Grübeln und Katastrophendenken haben.

Heute würde ich, glaube ich, einiges anders machen. Für mein Empfinden habe ich das Stillen zu streng gehandhabt, zu dogmatisch und kontrolliert. Immer war ich bestens organisiert, hatte auch nachts ein großes Glas Wasser neben mir stehen – man soll ja viel trinken als Stillende! –, trank unentwegt den wenig schmackhaften Stilltee, achtete auf meine Ernährung. Bei beiden Kindern folgte ich in den ersten Wochen und Monaten gewissenhaft dem aufwendigen Vorgehen: an einer Seite trinken lassen, herumtragen, aufstoßen lassen, wickeln, an der anderen Seite trinken lassen, herumtragen, aufstoßen lassen, was oft bis zu einer Stunde dauerte. Auch nachts zwang ich mich dazu, selbst wenn ich vor Müdigkeit kaum die Augen offen halten konnte und mein Kind eigentlich schon nach einer Brust genug zu haben schien. Immer wusste ich genau, wann ich mein Kind das letzte Mal gestillt hatte und welche Brust ich ihm zuletzt gegeben hatte. Nie wäre es mir passiert, dass ich beim Stillen nachts mit dem Kind an meiner Brust eingeschlafen wäre! Dazu verhielt ich mich viel zu diszipliniert und beherrscht.

Ich glaube heute, dass ich unter anderem wegen dieser ständigen Selbstkontrolle vielleicht gerade immer genug, nie aber Milch im Überfluss hatte. Auch das Abpumpen hat bei mir nicht funktioniert, weder mit der mechanischen noch mit der elektrischen Milchpumpe. Wahrscheinlich verhielt ich mich dafür zu verkopft, dachte zu viel nach und konnte zu wenig einfach loslassen.

Dennoch würde ich sagen, dass das Stillen, alles in allem, bei beiden Söhnen gut funktioniert hat. Meinen großen Sohn stillte ich, wie es allgemein empfohlen wird, ab dem sechsten Monat Schritt für Schritt ab. Eines Abends, als er ungefähr acht Monate alt war, drehte er von sich aus den Kopf von meiner Brust weg und wollte nicht mehr trinken. Ich spürte sofort, dass nun der richtige Zeitpunkt gekommen war, um ihn endgültig abzustillen. Das schmerzte mich ein paar Tage lang und fühlte sich seltsam an, ein bisschen leer und verloren auch. Gleichzeitig aber verlief der Prozess so natürlich und entspannt, dass ich mich bald an meine neue Freiheit gewöhnt hatte, die ich auch sehr genoss. Rein theoretisch hätte ich nun mehrere Stunden hintereinander oder sogar einen Tag – ja, mehrere Tage lang! – weg sein können, nicht bei meinem Kind, und es hätte dennoch keinen Hunger gelitten. Nicht, dass ich das getan oder gewollt hätte, aber allein die Vorstellung entlastete mich und schenkte mir ein Gefühl von Freiheit.

Meinen zweiten Sohn konnte ich wegen meiner Erkrankung leider nur zehn Wochen lang stillen. Bis heute macht mich das traurig und erfüllt mich mit Schmerz. Als wäre es erst gestern gewesen, so intensiv erinnere ich mich daran, wie ich ihn Mitte Januar 2011 das letzte Mal gestillt habe, im Krankenhausbett. Grelles Tageslicht fiel durch das Fenster auf sein kleines Köpfchen. Draußen schimmerte der Himmel metallen.

Ich habe noch heute ein schlechtes Gewissen, weil ich meinen kleinen Sohn weniger lang gestillt habe als seinen großen Bruder. Vermutlich werde ich das wider aller Vernunft immer haben, in einem Winkel meines Herzens. Ich habe immer das Gefühl, die besonders innige Körperlichkeit, die durch das Stillen entsteht, mit ihm zu kurz genossen zu haben: Haut an Haut, Kopf unter dem Herzen, fest aneinandergeschmiegt. Manchmal glaube ich, dass wir heute besonders viel und intensiv miteinander kuscheln, weil wir etwas nachzuholen haben.

Eine gute Freundin von mir, deren Tochter fast genauso alt ist wie mein kleiner Sohn, stillt ihr Kind immer noch, mit mehr als zwei Jahren. Mein Sohn sieht manchmal fasziniert und neugierig dabei zu und fragt mich, was die beiden tun. Jedes Mal denke ich dann darüber nach, ob er es auf irgendeine Weise vermisst oder vermissen wird, dass ich ihn nur kurz gestillt habe. Ich frage mich auch, ob er mir das eines Tages zum Vorwurf machen wird, als erwachsener Mann zum Beispiel, wenn er dieses Buch liest.

Meine Verzweiflung darüber, dass ich meinen zweiten Sohn so früh und abrupt abstillen musste, hat mich sogar so weit getrieben, dass ich, als ich ein Jahr später alle Medikamente bis auf das Antidepressivum abgesetzt hatte, immer wieder den Impuls in mir spürte, meinen Sohn noch einmal anzulegen. Vielleicht würde das Stillen wieder funktionieren? Es gab angeblich Frauen, bei denen die Milchproduktion allein durch häufiges Anlegen angeregt wurde. Jetzt war meine Milch wieder gesund, nicht mehr verunreinigt von chemischen Substanzen, die mein Kind schädigen würden.

Das war natürlich Unsinn! Aus welchem Grund hätte ich damit beginnen sollen, meinem Sohn, der damals schon älter als ein Jahr und ein gesundes, glückliches Kind war, die Brust zu geben? Er hat von sich aus auch nie den Versuch gemacht, an meiner Brust Milch zu trinken, obwohl er bei seiner kleinen Freundin oft sieht, dass das geht.

Ich frage mich, woher dieser oft schon fanatisch anmutende Wunsch der heutigen Mütter kommt, ihre Kinder zu stillen, der auch mich getrieben hat? Das ist sicher nicht nur ein natürliches Bedürfnis, sondern auch ein gesellschaftlich beeinflusstes Phänomen. Das Thema »Stillen« wurde schon immer stark von Moden bestimmt. So war es zum Beispiel in den 1950er- und 1960er-Jahren in der damaligen BRD negativ konnotiert, von den späten 1960er- bis in die 1980er-Jahre hinein aber en vogue.[43] Die Philosophin Elisabeth Badinter wundert sich über die »neue Mode des Stillens« seit den 1980er-Jahren, die »etwas Seltsames« sei »in einer Zeit, wo die Kindersterblichkeit ihren tiefsten Punkt erreicht hat und es auch nie einen besseren Ersatz für die Muttermilch gegeben hat!«[44] In einer aufschlussreichen Darstellung der Geschichte der La Leche Liga von ihren Anfängen in den 1950er-Jahren bis heute, im Laufe derer die Liga immer mehr, auch politischen und internationalen Einfluss gewonnen hat,[45] prangert Elisabeth Badinter die religiös gefärbte maternalistische Ideologie an, die von der Liga verbreitet wird und die die Mütter nach Hause verbannt und von ihnen fordert, Vollzeitmütter zu sein.[46]

Ich selbst habe mir die Frage, ob ich mein Kind stillen werde und wie lange, nie gestellt. Für mich war immer automatisch und hundertprozentig klar, dass ich es genauso machen würde, wie es überall und von jedem empfohlen wurde: von Hebammen, Ärzten und Experten, in zahllosen Broschüren und Ratgebern. Ich würde mein Kind **natürlich** stillen und **selbstverständlich** mindestens sechs Monate lang. Dass das aus den verschiedensten Gründen vielleicht nicht möglich sein könnte, darauf bin ich gar nicht gekommen! Als mein älterer Sohn zu Beginn fast einen Monat lang Trinkprobleme hatte, war ich wie vor den Kopf gestoßen und fühlte mich als Versagerin: Wie konnte es sein, dass etwas so Ursprüngliches ausgerechnet meinem Kind und mir Probleme bereitete? Wie viele Tränen habe ich damals vergossen, wie viele Vorwürfe habe ich mir gemacht und wie unsagbar erleichtert und froh war ich, als das Stillen dann doch irgendwann gut funktionierte.

Lange Zeit dachte ich damals, dass ich weit und breit die einzige Mutter wäre, die solche Probleme hätte. Heute weiß ich, dass es zahlreiche Frauen gibt, für die das Stillen keine uneingeschränkt positive Angelegenheit ist. Die meisten sprechen nur nicht darüber!

Es geht mir nicht darum, das Stillen zu verteufeln, noch darum, alle, die es unterstützen, anzuprangern – im Gegenteil: Ich finde die Arbeit von Hebammen und Stillberaterinnen wichtig und gut! Ich möchte nur für mehr Verständnis und Toleranz plädieren, wenn es um die Frage geht, wie Kinder in ihren ersten Monaten ernährt werden. Zweifellos ist das Stillen eine wunderbare Möglichkeit, seinem Kind Nahrung zu geben. Ist es für eine Frau aber nicht oder nur unter großen Schwierigkeiten möglich, ihr Kind zu stillen, oder möchte sie es einfach nicht, so sollte es für diese Frau problemlos möglich sein, sich dagegen zu entscheiden. Ohne schlechtes Gewissen!

Die Tatsache, dass erstaunlich viele Frauen zumindest anfänglich Probleme mit dem Stillen haben, wird für mein Empfinden zu wenig in der Öffentlichkeit, aber auch in persönlichen Gesprächen zwischen Frauen thematisiert. Dabei täte es allen Frauen gut, davon zu wissen! Rike Drust und Maria Sveland sind zum Beispiel zwei Autorinnen, die eindrucksvoll und mutig darüber schreiben (siehe Anhang, ab Seite 213).

Besonders fatal ist die Idealisierung des Stillens, wenn Frauen, die psychisch labil sind, mit ihr konfrontiert werden. Mir haben einige betroffene Frauen erzählt, dass ihre Stillprobleme und ihre Verzweiflung darüber aus ihrer Sicht einer der auslösenden Faktoren für ihre postpartale Depression gewesen seien. Man kann diesbezüglich zu Recht fragen: Was war zuerst da, die depressiven Tendenzen der Frauen oder ihre Stillprobleme? Aber was hilft diese Frage? Alles in allem muss es für mein Empfinden auch hier wieder darum gehen, was einerseits gut ist für das Kind, aber auch darum, was gut ist für die Mutter. Denn nur, wenn sich die Mutter wohl und entspannt fühlt beim Stillen, ist es auch eine gute Lösung für ihr Kind.

Leider existieren immer noch – oder wieder – viele Vorurteile gegenüber der Ernährung eines Babys mit der Flasche: Sie verhindere zum Beispiel ein optimales Bonding zwischen Mutter und Kind, also die Entwicklung einer stabilen Bindung zwischen beiden, heißt es. Elisabeth Badinter kontert diese These mit der schlichten, aber zutreffenden Frage, ob dementsprechend die Millionen von Müttern in den Industrieländern, die ihre Kinder nicht gestillt haben, ihre Kinder weniger lieben würden als Mütter, die ihre Kinder gestillt haben.[47]

Die Wissenschaftlerin Lieselotte Ahnert wiederum berichtet von Experimenten, die bewiesen haben, dass die Stressreduktion bei stillenden Frauen – messbar durch sinkende Cortisol-Werte –, die auch ihre Kinder vor Stress schützt, genauso bei Frauen zu beobachten war, die ihren Kindern die Flasche gaben. Die Ausschüttung des Bindungshormons Oxytocin wird also nicht nur, wie lange angenommen, über den Prozess des Stillens in Gang gesetzt: »Mit diesen Überlegungen würde sich auch erklären lassen, warum das beschützte Mutterglück keine automatische Konsequenz allein aus einem normalen Geburtsverlauf und dem Stillverhalten ist, warum die Stressabschirmung im Verlauf der Mutterschaft über viele Wege aufrechterhalten werden und dann auch zeitlich relativ unbegrenzt wirken kann. Das ist eine gute Botschaft für all jene Mütter, denen der normale Geburts- und Stillvorgang – aus welchen Gründen auch immer – verwehrt geblieben ist.«[48]

Ich persönlich habe das Geben der Flasche, nachdem ich meinen ersten Widerwillen dagegen überwunden hatte, sogar in gewisser Weise als intensiver erlebt als das Stillen. Da das Stillen bei meinen Kindern immer recht lange gedauert hat, hatte ich mir bald angewöhnt, dabei zu lesen oder zu telefonieren – das geht nur bis zu einem gewissen Alter, aber in den ersten Monaten ist es möglich. Wenn man dagegen einem Baby die Flasche gibt, kann man aber nicht abgelenkt sein: Für mein Empfinden muss man dabei konzentrierter und in gewisser Weise dem Kind zugewandter sein als beim Stillen. Es ist wichtig, immer darauf zu achten, dass man das Fläschchen richtig hält und in jedem Moment Augenkontakt zu seinem Kind hat. Das war eine schöne, besondere Erfahrung für mich, die ich so nicht beim Stillen gemacht habe.

Ein anderer wesentlicher Aspekt spricht für die Flasche: Auch der Vater kann sie dem Kind geben. Ganz abgesehen davon, dass die Frau dadurch entscheidend entlastet wird und immer wieder ruhige Nächte verbringen kann, was essenziell für ihr Wohlbefinden ist und damit auch für das ihres Kindes: Ich werde nie vergessen, wie mein Lebensgefährte nach der ersten Nacht, die er allein mit unserem kleinen Sohn zu Hause verbracht hatte, zu mir ins Krankenhaus kam. Mit leuchtenden Augen berichtete er davon, wie schön es sei, den Hunger unseres Kindes selbst stillen zu können. Vorher, als ich unserem kleinen Sohn noch die Brust gegeben hätte, habe er sich oft außen vor gefühlt, erzählte mein Lebensgefährte. Hilflos gegenüber den Bedürfnissen unseres Sohnes, als fünftes Rad am Wagen.

Als ich aus dem Krankenhaus entlassen worden war, habe ich einige unangenehme Situationen erlebt, in denen ich dafür kritisiert wurde, dass ich mein Kind nicht stillte – von wildfremden Menschen! Ohne, dass ich nach den Gründen dafür befragt worden wäre. Eine ältere Dame, die in einem Café pikiert bis entsetzt dabei zusah, wie ich meinem kleinen Sohn die Flasche gab, erklärte mir ausführlich und ohne wissen zu wollen, ob mich das interessierte, welche unersetzbaren Vorteile das Stillen für Babys habe – als ob ich das nicht selbst gewusst hätte!

Ich sehe auch noch genau die indignierten Mütter in der Krabbelgruppe vor mir, die ich nach meinem Krankenhausaufenthalt ab und an besuchte. Ein Großteil der Mütter dort stillte ihre Kinder noch mit einem Jahr. Sie konnten es nicht fassen, dass mein Sohn schon mit drei Monaten die Flasche bekam. Als ich zu erklären versuchte: »Ich nehme Medikamente und kann ihn deswegen nicht stillen«, blickten sie betroffen zu Boden oder wechselten vielsagende Blicke. Keine fragte weiter nach, keine zeigte Verständnis für meine Situation oder irgendeine andere positive Reaktion. Bis heute habe ich den Eindruck, dass ich spätestens ab dem Zeitpunkt als zumindest leicht sonderbare Mutter abgestempelt war innerhalb der Gruppe.

Ich sehe auch die ungepflegte dickliche Frau in grellfarbigen Kleidern und mit verschmiertem Lippenstift vor mir, die offensichtlich manische Tendenzen hatte. Sie setzte sich im Park neben mich und meinen Sohn auf eine Bank und sah dabei zu, wie ich ihm die Flasche gab: »Ich weiß, warum du das machst«, zischte sie mir plötzlich ins Ohr. »Du bist nämlich böse! Eine böööööse Frau bist du! Zu egoistisch, um dein Kind zu stillen! Willst wohl einen schönen Busen behalten?! Abends auf die Piste gehen und dich volllaufen lassen, stimmt's? Ja, solche Frauen kenne ich, die habe ich ja gefressen ...«

Die Stimme der Frau wurde immer schriller und aggressiver. Mein Sohn hatte verunsichert aufgehört zu trinken und drehte seinen Kopf hin und her, um zu erkennen, woher das Schimpfen kam. Mir war schwindelig, und mein Kopf dröhnte. Einerseits wusste ich genau, dass die Frau ein psychisches Problem hatte und nicht voll zurechnungsfähig war. Andererseits hatte ich Angst um mein Kind und wollte es so schnell wie möglich vor der scheinbar unberechenbaren Frau in Sicherheit bringen. Untermalt wurde diese Gefühlsflut aber von meiner dunklen Angst, die Frau könnte Recht haben. Vielleicht war ich wirklich zu egoistisch und zu gefühlskalt, um mein Kind zu stillen? Ich wusste zwar im tiefsten Innern, dass das nicht stimmte, dennoch quälte mich die Befürchtung, in den Vorwürfen der Frau könne auch nur das kleinste Fünkchen Wahrheit stecken.

Ich habe mir zu dieser Zeit von Herzen gewünscht, dass meine Umwelt freundlicher und toleranter darauf reagieren würde, dass ich meinem Sohn die Flasche gab und ihn nicht stillte. Das hätte mir in meiner sowieso schon labilen Verfassung sehr geholfen!

Insofern hoffe ich, sowohl für unsere Gesellschaft im Allgemeinen als auch für alle Frauen, die von einer postpartalen Depression betroffen sind und ihr Kind deswegen nicht stillen können, dass die Frau, die ihr Kind mit Hingabe und Begeisterung vier Jahre lang stillt, genauso viel Recht auf ihren Umgang mit dem Thema hat wie die Frau, die ihr Kind »nur« ein halbes Jahr lang stillt, oder wie die Frau, die ihr Kind gar nicht stillt. Dabei sollte sich keine Frau für ihr Vorgehen rechtfertigen müssen, sondern es sollte schlicht akzeptiert und toleriert werden. Ohne Wenn und Aber!

Du bist mir fremd geworden!
~ Die Rolle von Angehörigen und Freunden

»Was machst **du** denn für Sachen?«

Meine Schwester steht vor mir, zerbrechlich, mit Wangen, die von der Winterkälte gerötet sind. An meinem Krankenhausbett. Mehrmals schüttelt sie den Kopf.

Zufällig hatten wir genau für die Zeit, als ich mit meinem kleinen Sohn in das Krankenhaus aufgenommen wurde, einen Besuch von ihr bei uns in Wien geplant. Sie hat eine anstrengende Zeit hinter sich, Prüfungen, und will sich bei mir und ihrem neugeborenen Neffen erholen. Sich etwas Gutes tun. Kaffee trinken, Torte essen, in die Oper gehen, Museen besuchen. Das habe ich ihr gründlich verdorben!

»Es tut mir leid! Es tut mir so leid ...«, stammele ich, mein schlafendes Kind im Arm.

»Das muss dir doch nicht leidtun, Ulrike. Meine liebe Ulrike!«

Meine Schwester blickt mir forschend ins Gesicht und streicht mir kurz über die Haare. Dann lässt sie ihren Blick durch den Raum schweifen, schält sich aus ihrem Wintermantel.

»Ich hab dir Trauben mitgebracht, Orangensaft, Schokolade und eine Gala. Ultimative Krankenlektüre«, meine Schwester lacht leise.

Das ist eine Tradition bei uns: Wenn eine von uns beiden krank oder traurig ist, bringt die andere ihr Süßkram mit, Obst und Klatschzeitschriften.

»Hier müffelt's. Kann man die Fenster nicht aufmachen?«, ungeduldig rüttelt meine Schwester am Fenstergriff. Sie ist zupackend, energisch, direkt. Eine starke Frau! Aber auch verletzlich. Bei unserer Geburt damals, einem Kaiserschnitt, wurde sie eine Minute eher aus dem Bauch geholt als ich. Sie hat sich deshalb immer als die größere Schwester empfunden, als die ältere, die erste Tochter.

»Nö«, ich grinse bedeutungsvoll.

»Ach, die haben Angst, dass du raushüpfst?!«, meine Schwester macht eine entsprechende Geste und grinst zurück.

»Wahrscheinlich!«, ich muss lächeln und fühle mich leichter. Meine Zwillingsschwester ist bei mir, in Wien!

»Wir gehen nachher auf jeden Fall noch raus. In diesem Loch wirst du nur noch kränker. Das **kann** nicht gesund sein!«

Ich will widersprechen, habe aber keine Kraft. Mir ist die ganze Zeit schwindelig, meine Hände zittern, meine Beine zucken. Zu einem furchtsamen, kraftlosen Zwerg bin ich degeneriert.

Meine Schwester wäscht die dunkelvioletten Trauben, die sie mitgebracht hat, isst einige und stopft mir eine große in den Mund. Über meine Wange läuft eine Träne. Meine Schwester sieht auf einmal erschöpft aus, älter geworden. Wie Pergamentpapier wirkt ihre Haut. Sie seufzt: »Mann, bin ich müde! Ich muss ein bisschen schlafen.«

Ehe ich reagieren kann, hat sie meinen Sohn und mich zur Seite geschoben im Bett, legt sich neben uns, die dunklen Haare übers Gesicht gestreut. Ihre kleine Hand mit den kräftigen Fingern, die meinen so ähnlich sind, liegt auf meinem Arm.

»Nur ein bisschen, ja?! Ein ganz kleines bisschen. Bin auch gleich wieder wach, versprochen...«, murmelt sie kaum noch hörbar.

Schon höre ich sie leise und ruhig atmen. Eingeschlafen innerhalb von wenigen Sekunden. Unfassbar!

Draußen dämmert es, graues Licht liegt auf Schneehügeln, meine Schwester und mein kleiner Sohn schnarchen leise vor sich hin.

Ich aber bin wach.

Die Depression ist eine einsame Krankheit. Noch mehr vielleicht die postpartale Depression, denn sie bedeutet einen unglaublichen Tabubruch: Die junge Mutter eines neugeborenen Kindes leidet trotz ihres »objektiven« Mutterglücks an unendlicher Traurigkeit.
Wer kann das verstehen?
Die Krankheit drängt sich zwischen alle Beziehungen, vergiftet sie, vergrößert die Distanzen. Sie isoliert radikal. Denn die Erkrankung ist nicht nachvollziehbar. Für Außenstehende.
Wenn man depressiv ist, ist die Seele mit im Spiel, aber auch das Gehirn, das Herz. Das ist unheimlich, rätselhaft, fremd – für meinen Freund und für viele andere Menschen auch, immer noch. Eine Depression ist in ihren Augen keine Krankheit, sondern eine mysteriöse Verwandlung des gesamten Menschen, die ihn zu einem Sonderling macht. Zu einem Außenseiter! Zu einem, dem nicht zu helfen ist?

Ich habe bis heute nicht das Gefühl, meiner Familie und meinen Freunden wirklich verständlich machen zu können, wie ich mich gefühlt habe während meiner Erkrankung. Was mit mir geschehen ist, in welcher seltsamen Zwischenwelt ich gelebt habe, fern von meinem Selbst. Es gibt nur zwei Menschen in meinem Leben – die Freundin aus dem Krankenhaus, von der ich schon erzählt habe, und ein Freund – die mir beide auf eigentümliche Art und Weise nahe sind, weil sie wissen, wovon ich spreche, wenn ich von meiner Krankheit erzähle. Denn sie haben beide selbst Erfahrungen mit Depressionen gemacht.

Aber für alle anderen noch so guten, alten, innigen Freundinnen und Freunde, für meine Familie und meinen Freund ist und bleibt die depressive Ulrike eine Fremde.

»Du und depressiv? Da lachen ja die Hühner!«, so reagierten viele, als sie von meiner Erkrankung erfuhren.

Ich, die fröhliche, herzliche, temperamentvolle, zupackende Frau, die immer neue Ideen hat, immer andere Projekte, immer mehr Ziele, die so gern und viel lacht – die konnte doch nicht depressiv sein! Depressive Menschen waren phlegmatische bleiche Teigklöße, die weinend oder schlafend ihr Leben im Bett verbrachten und keine Kraft mehr hatten. Für nichts.

»Nur weil man mal ein paar Nächte schlecht geschlafen hat, geht man doch nicht gleich ins Krankenhaus«, sagte eine Freundin verständnislos, und eine andere schüttelte den Kopf, als ich versuchte, ihr von meinen andauernden Sorgen und Ängsten zu erzählen: »Das ist doch absurd, Ulrike!«, spuckte sie mir mit zuckendem Mund vor die Füße.

Sie ist eine forsche, intelligente und energische Frau, streng mit sich und den anderen, eigenwillig, stark. Ich habe sie immer bewundert. Heute sind wir nicht mehr miteinander befreundet, unter anderem, weil ich ihr damaliges totales Unverständnis und ihre Härte nicht vergessen kann.

Andere gute Freundinnen und Freunde haben nicht versucht, meinen Zustand zu verstehen. Aber sie waren da, für mich. Sie haben CDs mit Musik geschickt, zum Entspannen, Karten und Briefe, Bücher, Süßigkeiten. Meine beste Berliner Freundin hat mich spontan für ein paar Tage besucht, als ich frisch aus dem Krankenhaus entlassen war. Viel über meine Erkrankung haben wir nicht gesprochen. Aber wir sind zusammen ins Museum gegangen, haben Kakao getrunken, Komödien zusammen angeschaut, getratscht über Nichtigkeiten wie alte Bekanntschaften und Liebesgerüchte.

Für mich war es damals unglaublich wichtig, dass niemand etwas von mir erwartete. Dass ich nicht das Gefühl hatte, Antworten schuldig zu sein, Dankesmails schreiben zu müssen, Lebenszeichen von mir zu geben. Ich konnte keinen Druck ertragen und zog mich lieber weiter in meine Isolation zurück, als als Freundin und Mitmensch funktionieren zu müssen.

Wenn man seine ganze Kraft dafür benötigt, um zu über-leben, morgens aufzustehen und zu duschen, sich um sein Baby zu kümmern, seine Medikamente rechtzeitig einzunehmen, dem großen Sohn ein Bilderbuch vorzulesen, wenn einen jeder Schritt vor das Zimmer so viel Kraft und Mut kostet wie einen gesunden Menschen die Besteigung des Kilimandscharo, dann hat man nicht die geringste Spur Energie dafür übrig, seinen Freunden und seinem Lebensgefährten seine Zuneigung, Treue oder Liebe zu beweisen. Ganz abgesehen davon, dass das alles Gefühle sind, für die man keinen Raum hat, versunken in seiner Krankheit. Man weiß zwar irgendwie, gleich einer fernen Ahnung, dass man sie einmal empfunden hat, aber man kann sich in einer depressiven Phase nicht mehr mit solchen Empfindungen identifizieren.

Matthew Johnstone, ein Illustrator und Erzähler, der für seine Bilderbücher zum Thema »Depression« bekannt geworden ist, erzählt in dem Buch »Mit dem schwarzen Hund leben« zusammen mit seiner Frau Ainsley Johnstone auf prägnante und humorvolle Weise, wie Angehörige und Freunde depressiven Menschen helfen können, ohne dabei ihre eigenen Bedürfnisse zu vergessen.[49] Neben dem Kapitel »Was Ihnen vielleicht aufgefallen ist«, in dem es um mögliche Symptome geht, gibt es dort das zentrale Kapitel »Was man nicht sagen oder tun sollte«, zum Beispiel äußern, der andere solle endlich mal in die Puschen kommen oder sich einfach nur ein bisschen zusammenreißen. Nach Meinung des Autors sollte man dem Betroffenen auch nicht sagen, dass seine schlechten Gefühle nur Ausgeburten seiner Einbildung seien, oder ihn darauf hinweisen, dass es auf der Welt viele Menschen gebe, denen es wesentlich schlechter gehe als ihm. In dem Buch werden zudem positive Unterstützungsmöglichkeiten angesprochen wie die diskrete Information über Beratungsstellen, die maximal mögliche Entlastung der betroffenen Person, Sport und das Einfach-nur-da-Sein für den Erkrankten, das auch ich zentral finde: »Versuchen Sie, nicht selber zu reden. **Nur zuhören.** Für jemanden einfach da zu sein, ohne Meinung und Urteil, ist eines der besten Geschenke, das Sie geben können.«[50]

Die Situation der Partner

Mein Lebensgefährte bombardiert mich mit Fragen, als wir zur Klinik aufbrechen: »Was meinst du, was du hast? Was, denkst du, werden sie im Krankenhaus mit dir machen? Was wird aus den Kindern? Aus mir? Wie soll ich arbeiten, wenn du im Krankenhaus bist? Wenn du nicht genügend Milch hast, dann geben wir ihm einfach die Flasche. Das ist doch kein Weltuntergang! Wenn du mit uns zusammen in einem Zimmer nicht schlafen kannst, musst du eben in einem anderen Zimmer schlafen. Das ist doch kein Problem. Es ist doch alles gut: Die Kinder sind gesund, wir sind gesund, Wien ist eine schöne Stadt, du kannst Ausflüge machen, wohin du willst ...«

Nein, ich bin nicht gesund. Ich bin krank. Schwer krank! Es wird ein langer Weg, bis mein Lebensgefährte das verstanden und akzeptiert hat.

Im Nachhinein kann ich seine Haltung besser nachvollziehen: Wer erträgt es schon, eine Frau zu haben, die nicht mehr leben will? Die keine Freude mehr empfindet? Der es schwerfällt, sich daran zu erinnern, was sie einmal für ihren Mann empfunden hat, weil ihre Angst, Komplexe, Zweifel alle anderen positiven Gefühle verdrängt haben?

Mein Freund blickt mich fragend an. In seinem Gesichtsausdruck erkenne ich den alles umfassenden Gedanken: **Wer ist diese Frau?**

Ich will ihn umarmen, ihn trösten, ihm sagen: »Es wird alles wieder gut.«

Aber ich kann nicht.

Ich fühle mich wie erstarrt.

Wie ein langsam vorwärtsrollender Stein.

Viele Betroffene haben mir davon erzählt, wie zentral die Haltung ihres Partners zu ihrer Krankheit gewesen sei, für ihre Genesung und für den Zusammenhalt als Paar. Fast alle Paare sind durch die Erkrankung der Frau in eine Beziehungskrise geschlittert, und nicht wenige haben sich sogar getrennt, was wiederum Konsequenzen nicht nur für die Partner hat, sondern auch für ihr gemeinsames Kind beziehungsweise ihre gemeinsamen Kinder.

Eine Angst, die viele Partner quält, so auch meinen Lebensgefährten, ist die Angst, dass die betroffene Frau für immer so verändert, so depressiv sein wird und nie wieder die alte Partnerin, in die sie sich verliebt und mit der sie zusammen ein Kind bekommen haben. Dazu gehört auch die Befürchtung, dass die

Krankheit, auch wenn sie sich nicht konstant zeigt, so doch immer wieder zurückkommen und die Partnerin aufs Neue befallen kann.

Fast alle Männer fühlen sich zunächst einmal hilf- und ratlos, wenn sie mit der für sie rätselhaften Erkrankung konfrontiert werden. Manche wenden die Vogel-Strauß-Taktik an – wenn ich so tue, als ob nichts wäre, regelt sich irgendwann bestimmt alles von selbst. Andere bombardieren ihre Partnerin mit unzähligen Fragen und versuchen auf Teufel komm raus zu verstehen, was in ihr vorgeht. Und wieder andere – häufig die, die vor der Schwangerschaft noch nicht lange mit ihren Partnerinnen zusammen waren – schreiben ihre Frauen als unzurechnungsfähig ab und stoßen sie von sich. Ich bin Frauen begegnet, die von ihren Männern als »verrückt« beschimpft worden sind, und solchen, denen die Männer das gemeinsame Kind, zumindest für einen begrenzten Zeitraum, entzogen und zum Beispiel zu ihrer eigenen Mutter in Obhut gegeben haben, weil sie der Ansicht waren, die erkrankte Frau könne sich nicht adäquat um das Kind kümmern. Was hinter diesem einerseits nachvollziehbaren, andererseits destruktiven Verhalten steht, ist – wie ich nicht müde werde zu betonen – die immer noch unzureichende Aufklärung über die postpartale Depression. Dass es sowohl für die Paarbeziehung als auch für die zwischen Mutter und Kind fatal ist, wenn der Mann seiner erkrankten Partnerin misstraut und ihr untersagt, sich um das Kind zu kümmern, liegt auf der Hand.

Um eine Entzweiung der Familie zu verhindern, ist es zentral, dass alle, Betroffene und Angehörige, angemessen und am besten schon während der Schwangerschaft über die Erkrankung informiert werden. Das kann durch Broschüren und Gespräche mit dem ärztlichen Fachpersonal geschehen, mit Gynäkologen, Hebammen, Geburtsmedizinern, Pflegekräften. Nur so wird der postpartalen Depression von vornherein ihre scheinbare Monstrosität genommen, und der Partner ist in der Lage nachzuvollziehen, dass es seiner Frau zwar aktuell sehr schlecht geht, dass ihr gemeinsames Kind aber dadurch nicht gefährdet ist – zumindest nicht zwangsweise und nicht langfristig. Ich finde es wichtig, dass die Partner versuchen, sich trotz der Erkrankung der Frau und ihrer möglicherweise damit verbundenen Sprachlosigkeit ehrlich und vertrauensvoll über ihr Empfinden auszutauschen. Dabei muss der Mann zurückstecken können: Seine depressive Partnerin wird in der akuten Krise leider nicht oder nur ansatzweise dazu fähig sein, auf seine Bedürfnisse einzugehen.

Der Partner sollte seiner Frau, soweit möglich, alle Aufgaben abnehmen, die sie nach eigenem Gefühl nicht übernehmen kann oder will. Frauen, die an einer postpartalen Depression erkrankt sind, haben meistens ein gutes Gespür dafür, wann der Umgang mit ihnen möglicherweise nicht wohltuend ist für ihre Kinder. So kenne ich mehrere Frauen, die ihre Kinder in der Nacht nur zum Stillen bei sich hatten. Ansonsten schliefen sie in einem anderen Zimmer und die Babys bei den Vätern. Die Frauen taten das aus Selbstschutz: Sie konnten die ständige Nähe ihrer Kinder nicht ertragen. Aber sie taten es auch, um ihr Kind zu schützen und ihm keine Nähe vorzutäuschen, die sie in dem Moment in Wahrheit nicht schenken konnten.

Eine Depression verlangt den Partnern der Betroffenen viel ab: zupackende und möglichst selbstlose Unterstützung, Toleranz und Geduld, Kraft und Zuversicht, Vertrauen. Offensichtlich gibt es zum Glück genug Männer, die genau dazu in der Lage sind. Das bewundere ich! Neben den genannten negativen Beispielen höre ich auch immer wieder Geschichten von Partnern, die bedingungslos hinter ihren Frauen stehen, sie tatkräftig unterstützen, zu diesem Zweck zum Beispiel längeren Pflegeurlaub nehmen und sich sogar gemeinsam mit Frau und Kind ins Krankenhaus aufnehmen lassen, um ihrer Partnerin dort helfen zu können.

Mir selbst ist erst Monate nach meiner Erkrankung aufgegangen – als ich die Blickwinkel und Erfahrungswelten anderer Menschen wieder wirklich wahrnehmen konnte – wie aufreibend, fordernd und teilweise schmerzhaft die Zeit für meinen Lebensgefährten gewesen sein muss. Ich gehörte, ohne es zu merken, zu den Frauen, die keine Aggressionen gegenüber ihren Kindern spüren, aber gegenüber ihrem Partner. Das habe ich selbst nicht so empfunden, aber mittlerweile glaube ich meinem Lebensgefährten, wenn er mir erzählt, wie ich ihn damals ständig kritisiert, beschuldigt und beschimpft habe.

Mein Lebensgefährte kommt aus einer Familie, in der nach seiner Aussage so gut wie nie gestritten wurde und es keine Probleme gab. In seinem Elternhaus herrscht eine Heile-Welt-Idylle, die vermutlich sogar mehr oder weniger der Wahrheit entspricht. Das hat aber auch dazu geführt, dass mein Lebensgefährte bis heute, als erwachsener Mann, Probleme damit hat, mit Konflikten umzugehen. Dass Menschen andere gesundheitliche Probleme als körperliche haben können, war ihm zu dem Zeitpunkt, an dem ich an meiner postpartalen Depression erkrankte, zutiefst suspekt. Psychologie und alles, was damit zu tun hat, hielt er für esoterisches Brimborium und Humbug. Insofern waren wir zu Beginn meiner Erkrankung vermutlich noch weiter emotional voneinander entfernt als andere Paare, in denen der Mann sich wenigstens schon einmal ansatzweise mit der Psyche und ihren Eigenarten befasst hat.

Meinem Freund hat es damals sehr geholfen, dass er im Krankenhaus, zusammen mit meiner Schwester, ein Angehörigengespräch mit meiner behandelnden Ärztin führen konnte – in meiner Abwesenheit.

Als er dabei irgendwann ratlos murmelte: »Aber Ulrike hat doch alles! Was will sie denn noch? Ich verstehe das einfach nicht!«, erklärte Frau Dr. Schmid-Siegel ihm: »Diese Krankheit **ist** nicht nachvollziehbar. Sie **können** das nicht verstehen. Das müssen Sie einfach akzeptieren.«

Die Erklärung war für meinen Lebensgefährten damals sehr wichtig. Noch heute erzählt er von dem Gespräch mit der Ärztin, wenn ihn jemand nach seinem Erleben befragt. Auch wenn es sowohl den Betroffenen als auch den Angehörigen und Freunden schwerfallen mag, das nicht aufzulösende Unverständnis zu akzeptieren, ist genau diese Akzeptanz doch entscheidend für den Genesungsprozess der Betroffenen und für den positiven Umgang miteinander.

Zwei weitere Aussagen haben meinem Lebensgefährten damals geholfen, denn Frau Dr. Schmid-Siegel erklärte ihm:

1. Es handelt sich bei meiner Erkrankung um einen Wald-Feld- und-Wiesen-Fall.
2. Betroffene Frauen sind häufig aggressiv gegenüber ihren Partnern. Mein Lebensgefährte sollte daher versuchen, meine Attacken nicht persönlich zu nehmen, sondern sie als Ausdruck meiner Erkrankung anzusehen.

Beide Aussagen nahmen der postpartalen Depression in den Augen meines Freundes ihren Schrecken, und er konnte von nun an das Gefühl haben, dass uns zwar etwas widerfuhr, von dem er und viele andere Menschen noch nie etwas gehört hatten, das aber dennoch – in einem gewissen Rahmen – normal war und vielen Frauen und ihren Angehörigen passierte.

Gut für unsere Beziehung und die gemeinsame Bewältigung der Krise war auch, dass mein Lebensgefährte und ich beide Menschen sind, die einerseits viel Freiraum und andererseits Verlässlichkeit brauchen und geben. Das war für mich in der Zeit meiner postpartalen Depression wichtiger denn je, denn ich hatte aufgrund der großzügigen und vertrauensvollen Beziehung, die mein Lebensgefährte und ich miteinander führen, während all der Zeit nahezu nie das Gefühl, dass er mich unter Druck setzte und Zuwendung von mir erwartete, die ich ihm nicht geben konnte. Gleichzeitig wurde ich – obwohl ich um die Schwere meiner Krise wusste – nie von der furchtbaren Angst gequält, mein Lebensgefährte könnte aufhören, mich zu lieben, und mich verlassen. Er ist ein grundehrlicher und treuer Mensch, der so wenig an Flirts mit anderen Frauen interessiert ist wie wenige andere Männer, die ich kenne. Und er ist dazu in der Lage, beständig und tief zu lieben.

Diesen liebenden Beistand meines Lebensgefährten, dieses Zu-mir-Stehen, in guten wie in schlechten Zeiten, habe ich immer gefühlt, zu jedem Zeitpunkt meiner Erkrankung. Das war von unschätzbarem Wert für mich! Als ich ihn, wieder gesundet, einmal fragte, ob ich ihm fremd gewesen sei, in der Zeit meiner Erkrankung, bejahte er meine Frage. Gleichzeitig antwortete er aber auch auf meine Frage, ob er jemals darüber nachgedacht habe, sich von mir zu trennen: »Nein! Niemals.«

Das war und ist für mich ein Riesenglück, das ich auch möglichst vielen anderen betroffenen Frauen von Herzen wünsche.

Die Mütter der betroffenen Frauen

Warum ist das so kompliziert? Die Sache mit den Müttern, Schwiegermüttern, Stiefmüttern? Für Frauen? Für Töchter? Das frage ich mich immer wieder.

Ich selbst habe es teilweise schwer gehabt mit meiner eigenen Mutter. Ich habe auch Konflikte mit meinen beiden Schwiegermüttern erlebt, innere und äußere, obwohl alle drei, auf verschiedene Art und Weise, bemerkens- und liebenswerte Frauen sind. Liegt das an mir, an meinem schwierigen Charakter, meiner Streitbarkeit, meiner Verletzlichkeit? Oder ist das spezielle Beziehungsgefüge zwischen Müttern und Töchtern dafür verantwortlich? Ist die potenziell bestehende Konkurrenz und Eifersucht zwischen beiden der Hauptgrund für die oft schwierige Beziehung zueinander – ihr Hang, sich zu vergleichen, die auch durch das gleiche Geschlecht bedingte besondere Nähe?

Die Therapeutin Maria Weissenböck beschreibt, wie die Erfahrungen, die die Frauen mit ihren eigenen Müttern gemacht haben, die Erinnerung und das Gefühlsleben der Frauen schon in der Zeit der Schwangerschaft teils bewusst, teils unbewusst überfluten: »Gerade in der Schwangerschaft steigen Bilder aus der eigenen Kindheitsbeziehung zur Mutter hoch. Die eigene Vergangenheit wird nochmals durchlebt, wobei es passieren kann, dass die Frau sich mit dem werdenden Baby identifiziert. Sie ist hin- und hergerissen zwischen dem Mutter-sein-Wollen/Müssen und auch Kind-sein-Wollen.«[51]

Durch die Erfahrung, ein Kind zu bekommen, entsteht vor allem bei Frauen oft eine bisher ungekannte oder lange verloren geglaubte Nähe zu den eigenen Eltern, speziell zur Mutter. Das Verständnis für bestimmte Verhaltensweisen der Eltern sowie die Dankbarkeit für alles, was sie ihren Kindern geschenkt haben, wächst. Auch der Zusammenhalt der Familie, beispielsweise der Kontakt der Enkel zu den Großeltern, wird ein wichtiges Thema.

Frauen, die keine gute Beziehung zu ihrer Mutter hatten oder haben oder die Mütter haben, die selbst an einer postpartalen Depression erkrankt sind oder allgemein depressiv waren, sind besonders anfällig für die Erkrankung – sie fühlen sich oft im doppelten Sinne des Wortes **MutterSeelenAllein**. Frau Dr. Schmid-Siegel erklärt dazu in einem Gruppeninterview, das ich gemeinsam mit einer Freundin 2011 mit ihr, Frau Dr. Reiner-Lawugger und Frau Dr. Weissenböck geführt habe: »Es gibt die Vorstellung, dass alles, was wir erleben, bevor wir Sprache haben, nicht im sprachlichen Gedächtnis gebunden ist und daher auch nicht zugänglich ist. Als Mutter muss ich regredieren. Denn ich muss das Baby verstehen. Es gibt einen Teil, der sehr regredieren muss, und einen Teil, der sehr klar entscheidungsfähig sein muss. Das muss ich gut aushalten. Diese Balance muss ich halten können, denn ich bin die, die weiß, was man macht, aber ich bin gleichzeitig auch jemand, der mein Kind verstehen kann, warum es jetzt vielleicht gerade weint. Wenn es da wenige frühe Eigenerfahrungen gibt, gehalten zu werden, wenn ich also eine psychisch kranke Mutter hatte, gibt es keinen frühen Erfahrungsbereich, auf den ich mich – fast so wie körperlich – beziehen kann. Die Frauen in dieser Art der Regression fallen dann in einen ungehaltenen Raum.«[52]

Ich bin einigen Frauen begegnet, die durch die intensive Beschäftigung mit ihrer depressiven Erkrankung, entweder allein, gemeinsam mit ihrer Mutter oder mit beiden Elternteilen, realisiert haben, dass ihre Mutter nach ihrer Geburt oder der eines Geschwisterkindes ebenfalls an einer postpartalen Depression gelitten haben muss. Die Erkrankung wurde jedoch häufig nicht erkannt oder diagnostiziert, was auf die damals noch schlechtere Informationslage sowohl in der Bevölkerung als auch in medizinischen Fachkreisen zurückzuführen ist.

Die eigene Mutter und die Beziehung zu ihr ist nicht nur ein auslösender Faktor für die Erkrankung, sondern auch von besonderer Bedeutung für den Heilungsprozess. Wenn die Patientinnen eine gute Beziehung zu ihrer Mutter haben, ist sie die erste und wichtigste Kontaktperson, die die behandelnden Ärzte ansprechen. Denn Mütter, die an einer postpartalen Depression leiden, müssen selbst bemuttert werden, um wieder gesund zu werden – so die These. Das Pflegepersonal auf den entsprechenden psychiatrischen Abteilungen wird diesbezüglich geschult: Sie werden dazu angehalten, die Betroffenen besonders einfühlsam und freundlich zu behandeln. Das kann allerdings nach meiner eigenen Erfahrung auch anstrengend sein, wenn es zu künstlich wirkt.

Ich selbst möchte an dieser Stelle nicht genauer auf meine jahrelang komplizierte Beziehung zu meiner Mutter eingehen, zumal wir mittlerweile einen wunderbaren und liebevollen Umgang miteinander haben. Das überwältigt mich immer wieder und macht mich glücklich: Noch vor einigen Jahren hätte ich das nicht für möglich gehalten.

Da meine Eltern weit entfernt von uns in Berlin wohnen, mein Vater pflegebedürftig ist und meine Mutter zum Zeitpunkt meiner Erkrankung noch arbeitete, stand nicht zur Debatte, dass meine Mutter zu mir nach Wien käme, um sich um meine Familie und mich zu kümmern. Dafür hatte ich spontan die Idee, meine Ex-Schwiegermutter zu fragen, ob sie nach Wien kommen könne. Das hatte mehrere, teils pragmatische, teils emotionale Gründe: Wir hatten von Beginn an ein sehr herzliches, inniges Verhältnis zueinander. Wir sind uns in vielen verschiedenen Punkten nahe – in Eigenschaften, Überzeugungen und Haltungen. Meine Ex-Schwiegermutter imponiert mir als Mensch und als Frau. Sie ist eine ehrgeizige, kluge, herzliche und sozial engagierte Frau, die zeit ihres Lebens auch ihren eigenen Bedürfnissen gefolgt ist, ohne egoistisch zu sein. Jahrelang war sie in einer Leitungsposition tätig und zudem ehrenamtlich engagiert. Sie hat ein großes Herz, ist lustig und frech, denkt gern, liest viel, ist politisch informiert, sagt anderen ihre Meinung und lässt sich von niemandem unterbuttern, erst recht nicht von Männern. Als ich im Krankenhaus aufgenommen worden war, rief ich sie an und fragte sie, ob sie sich vorstellen könne, für eine gewisse Zeit nach Wien zu kommen und uns zu unterstützen. Es ging mir dabei vor allem um meinen großen Sohn, der bis dato das einzige Enkelkind meiner Ex-Schwiegermutter war und der beiden, meiner Ex-Schwiegermutter und ihrem Mann, sehr wichtig ist. Ich war mir sicher, dass mein Sohn sich zu der Zeit trotz seiner scheinbaren Fröhlichkeit viele – auch belastende – Gedanken machte, und ich hoffte, er würde die Gelegenheit nutzen, sich mit seiner Großmutter darüber auszutauschen. Entschlossen und zupackend wie meine Ex-Schwiegermutter ist, sagte sie zum Glück sofort zu, buchte gleich einen Flug und war drei Tage später in Wien, wo sie zehn Tage blieb. Das werde ich ihr nie vergessen!

Sie kümmerte sich um den Haushalt, betreute meinen großen Sohn und gab meinem Lebensgefährten somit den Raum, mich so oft wie möglich im Krankenhaus zu besuchen und sich gemeinsam mit mir um unseren kleinen Sohn zu kümmern. Außerdem besuchte sie mich, allein und zusammen mit meinem großen Sohn. Wir gingen vormittags gemeinsam mit meinem Baby spazieren und ins Café, und nachmittags kümmerte sie sich ein bisschen um den Kleinen, damit ich mich ungestört meinem großen Sohn widmen, mit ihm draußen auf dem Krankenhaus-Spielplatz schaukeln, ihm etwas vorlesen oder ein Brettspiel mit ihm spielen konnte.

Meine Ex-Schwiegermutter hat nicht die Angewohnheit, sich ausführlich über Probleme auszutauschen. Sie ist vielmehr ein Mensch, der sich gern auf das Schöne und Positive im Leben konzentriert. Ihre Verdrängungskunst hat mich manchmal gestört, aber damals war ihr Einfach-nur-da-Sein genau das Richtige für mich. Ich hätte zu diesem Zeitpunkt nicht die Kraft gehabt, über meine Krankheit und meine Gefühle zu sprechen, und war und bin meiner Ex-Schwiegermutter daher sehr dankbar dafür, dass sie zwar versucht hat, uns die Zeit zu erleichtern, so gut sie konnte, mich aber nie mit Fragen bedrängt hat.

Aus heutiger Sicht rate ich jeder Frau, die an einer postpartalen Depression erkrankt ist, sich wenn irgend möglich im Genesungsprozess von ihren Eltern, Schwiegereltern und anderen elterlichen Freunden unter die Arme greifen zu lassen. Das ist nicht nur eine pragmatische Entlastung, sondern ich habe auch die Erfahrung gemacht, dass die Krise und die mit ihr einhergehende außergewöhnliche Verletzlichkeit positive Auswirkungen auf die Beziehungen zu den Angehörigen haben kann: Sie bricht scheinbar festgefahrene negative Verhaltensmuster auf und verändert sie. So bin ich damals meiner Ex-Schwiegermutter so nahe gekommen wie nie zuvor.

Kalte Sonne scheint mir in die Augen. Ich muss blinzeln. Neben mir sitzt meine Ex-Schwiegermutter, wir halten Kaffeetassen in den Händen.

Charmant und entschieden zugleich hat sie den griesgrämigen Kellner gebeten, zwei Stühle und einen Tisch für uns nach draußen zu tragen: »Die ersten Sonnenstrahlen müssen wir doch genießen in diesem Jahr!«, hat sie lachend ausgerufen.

Mein Baby schlummert im Kinderwagen. Ich strecke meine Arme hoch über den Kopf, dehne mich und gähne. Meine Ex-Schwiegermutter, die einen kecken hellroten Wollhut trägt und Lippenstift in der gleichen Farbe, lächelt: »Du kannst dich wieder ein bisschen besser entspannen, oder?«, fragt sie vorsichtig.

»Ja. Anscheinend«, ich bin selbst überrascht und fühle einen Funken Erleichterung in mir.

Wir beginnen zu plaudern, über ihre Freundinnen und meine, die Bücher, die wir in der letzten Zeit gelesen haben, und meine Ex-Schwiegermutter erzählt mir noch einmal, wie ihr Mann und sie sich kennengelernt haben. Ich liebe solche Geschichten!

Zu meinem eigenen Erstaunen gelingt es mir, ihr halbwegs konzentriert zuzuhören, ohne dass meine Gedanken ständig abschweifen und sich in irgendwelchen sorgen- und angsterfüllten Gedankenmühlen verfangen.

Plötzlich beginnt mein Sohn zu krähen, heftig und unvermittelt. Ich sehe erschrocken auf mein Handy und stelle fest, dass er großen Hunger haben muss. Hastig nehme ich ihn aus dem Kinderwagen und bitte meine Ex-Schwiegermutter, ihn für einen Moment zu halten, damit ich ihm sein Fläschchen zubereiten kann. Jedes Mal sticht es in meiner Brust, wenn ich die dafür erforderlichen Handgriffe mache: Jedes Mal überkommt mich Traurigkeit darüber, dass ich meinen Sohn nicht mehr stillen kann, obwohl er noch so klein ist. Verunsichert blicke ich mich um, versuche herauszufinden, ob irgendjemand mich schief von der Seite ansieht. Kritisch, tadelnd oder im besten Falle fragend. Wir sind aber glücklicherweise die einzigen, die sich bei der Kälte nach draußen gesetzt haben, und die vorbeigehenden Menschen sind zu beschäftigt, um uns zu bemerken. Halbwegs beruhigt fällt mein Blick auf meine Ex-Schwiegermutter, die meinen kleinen Sohn gerührt im Arm hält, ihm Koseworte zuflüstert und mit seiner winzigen Hand spielt. Er betrachtet sie fasziniert und wirkt entspannt, gar nicht mehr wütend oder aufgewühlt. Ich spüre plötzlich eine große Wärme in mir, für die beiden: meinen winzigen zweiten Sohn und meine Ex-Schwiegermutter, deren Sohn mir so wehgetan hat. Die ich in der schwierigen Trennungsphase von meinem Ex-Mann beinahe verloren hätte und die meinen zweiten Sohn jetzt trotzdem so behandelt, als wäre er ihr Enkel. Und mich, als wäre ich ihre Tochter.

»Weißt du...«, beginne ich zu sprechen, mit kratziger Stimme.

Meine Ex-Schwiegermutter blickt auf und sieht mich aufmerksam an.

»Ich habe vor Kurzem ein Buch gelesen, von einem Ungarn, in dem er sich an seine Mutter erinnert. Habe den Titel vergessen und natürlich auch den Namen des Autors, aber ich kann mich an eine Stelle erinnern, die mich beim Lesen berührt hat. Da sagt der Protagonist so etwas in der Art, dass man das, was man von seiner Mutter bekommen oder nicht bekommen hat, nicht anderswo suchen soll, denn man kann es nur von seiner Mutter bekommen. Oder eben nicht. Von niemand anderem.«[53]

»Ja?«, sie blickt fragend.

»Na ja«, ich lache kurz auf. »Ich finde nicht, dass das stimmt. Ich habe mir in meinem Leben immer wieder ältere Frauen als Freundinnen ausgesucht, die mir wahrscheinlich etwas von dem gegeben haben, was ich sonst vermisst habe, in meinem Leben. Du bist auch so eine Frau!«

Meine Ex-Schwiegermutter lacht, ein bisschen verlegen: »Och, das hast du aber schön gesagt, Riekchen!«

»Ehrlich wahr!«

Ich lächele und streiche ihr kurz über den Rücken. Dann strecke ich meiner Ex-Schwiegermutter die Hände entgegen, damit sie mir meinen kleinen Sohn in die Arme gibt. Er schmatzt deutlich hör- und sichtbar, seine Beine zappeln ein bisschen. Jetzt ist es aber wirklich höchste Zeit für seine Flasche!

Anders als andere Mütter?
~ Wieder zu Hause

Bist du zu schlau,
um nicht unangenehm aufzufallen?
Und nicht schön genug,
um damit durchzukommen?

Weißt du genau,
wie es ist, immer rauszufallen?
Nur nicht weit genug,
um woanders anzukommen?

(…)

Du musst hier nicht dazugehören,
aber such dir, was zu dir gehört.
Du musst nicht tanzen,
aber beweg dein Herz.

Es tut weh, so zu sein, wie du denkst, dass du solltest.
Es tut weh, so zu sein, wie du denkst, dass du bist.

Wir sind Helden[54]

Irgendetwas ist immer falsch. Nie habe ich die Apfel- und Birnenschnitze so sauber geschnitten wie andere Mütter. Nie schaffe ich es, so schick und proper auszusehen wie sie. Immer wirke ich ein bisschen chaotischer als die anderen. Meine Wimperntusche ist verschmiert oder meine Haare stehen unordentlich in alle Richtungen ab. Wenn ich mich mal schick mache, bevor ich das Haus verlasse, entdecke ich bestimmt spätestens in dem Augenblick, in dem ich mich stolz aufrichten will – seht her, heute bin ich genau wie ihr! – einen unansehnlichen Spuckefleck von meinem kleinen Sohn auf meiner Jacke.

Manchmal habe ich die Windeln vergessen. Oder die Trinkflasche. Taschentücher, einen Regenschirm oder die Abdeckplane für den Kinderwagen habe ich eigentlich nie dabei. Die Strümpfe meiner Kinder passen nicht zu ihren Pullovern. Sie tragen keine selbst gestrickten Strampelanzüge oder stinkteure Seidenbodys, sondern Billigklamotten von H & M. Ich habe ihnen nie die verschiedensten Gemüse-Kartoffel-Fleisch-Breis selbst gekocht, sondern ihnen ausschließlich gekaufte Gläschen serviert.

Ich bin tendenziell verplant in allem, was nicht mit meiner Arbeit und meinem Schreiben zu tun hat. Ich hasse Bastelarbeiten, kann nicht malen, stolpere ungeschickt durch die Gegend, werfe Gegenstände um und verschütte Flüssigkeiten. Ich kann nur bescheiden kochen und schneidern gar nicht. Die Faschingskostüme für meine Kinder kaufe ich, anstatt sie in nächtelanger Arbeit liebevoll selbst zu gestalten. Die Einrichtung unserer Wohnung ist mir relativ gleichgültig, und wenn ich mich entscheiden müsste, ob ich mich lieber mit einer Dekorationszeitschrift befassen würde oder drei Klos hintereinander schrubben, wäre es vermutlich die zweite Variante. Ich bügele prinzipiell nie, noch nicht mal Hemden oder Blusen. Socken stopfen kann ich auch nicht. Einen Knopf anzunähen, das schaffe ich gerade so, aber mit ästhetisch minderwertigem Ergebnis. Ich versuche zwar, mich und meine Kinder tendenziell gesund zu ernähren, kaufe uns aber auch viel Süßkram, esse Schokolade ohne Ende und mache regelmäßig Ausflüge mit meinen Kindern zum »candy doc«, wo wir uns voll Vergnügen mit den verrücktesten Gummitieren eindecken. Ich weiß nicht, wo es die günstigsten Vollwertcracker gibt, und ich gehe nicht in vier verschiedene Geschäfte, um einzukaufen, sondern ich erledige das am liebsten so schnell und pragmatisch wie möglich. Ich habe keine Meinung zu den neusten Pflegeprodukten diverser Drogeriemärkte, studiere keine Werbekataloge, sammle keine Punkte bei irgendwelchen Supermärkten und habe die Sammel- und Rabattkarten, die ich zufällig besitze, so schnell wieder verschlampt, als hätte ich sie nie besessen.

Mit Geld umgehen kann ich auch nicht! Geld ist etwas für mich, das ich habe oder nicht, und je nachdem verhalte ich mich – mehr oder weniger. Ich habe keinen Bausparvertrag, keine Lebensversicherung, kein Geld auf der hohen Kante. Mein Freund und ich besitzen kein Auto, keine Wohnung, keinen Fernseher, und wir unternehmen keine weiten Reisen. Wir haben bis heute keine Sparkonten für unsere Kinder angelegt. Dafür kaufe ich mir jedes Buch, das mich anlacht, mache meinen Kindern und Freunden gern Geschenke, spende regelmäßig und lade meine Freunde zum Kaffee ein, wann immer ich Lust dazu habe. Wenn meine Mutter oder Freunde mich mit von Sorgen umwölktem Blick fragen, wo das alles enden solle, sorge ich mich manchmal, ungefähr zehn Minuten lang, und beschließe, endlich vernünftig und erwachsen zu werden. Meistens lache ich aber nur kurz auf und sage: »Das wird alles schon irgendwie werden!«

Ich bin in so vielen praktischen Dingen eine absolute Niete, dass ich es selbst kaum glauben kann, wenn ich es aufschreibe. Das ist keine Koketterie – höchstens ein winziges bisschen –, sondern eine Wahrheit, unter der ich schon oft gelitten habe. Besonders hinderlich wurde mein versponnenes Wesen, als ich mit einem Mal eine pragmatische Mutter sein sollte. Obwohl ich das Gefühl, eine Außenseiterin zu sein, gut kenne, war das ein Schock für mich. Als Pubertierende galt ich zum Beispiel immer als der seltsame Bücherwurm mit den guten Noten, den linken Öko-Eltern und den billigen No-Name-Klamotten. Anstatt mit der ganzen Klasse auf Skireise gehen zu wollen, hatte ich den Plan, Geld für die Erhaltung des Regenwaldes zu sammeln und anderen ätzend sinnvollen Kram zu machen. Ich hatte auch mit 17 Jahren noch keinen Freund, spielte klassische Gitarre und Theater, ging so gut wie nie auf Partys und fürchtete mich vor Drogen. Nie aber war dieses Gefühl des Ausgeschlossenseins, des Nichtdazugehörens, des Andersseins so heftig und schmerzhaft wie in der Zeit, als ich an einer postpartalen Depression litt.

Als ich meinen großen Sohn bekam, trug ich noch die bildungsbürgerliche Arroganz in mir, die mich denken ließ, ich sei keines dieser Muttertiere, die mit der Geburt ihres Kindes alle anderen

Interessen verlören. Ich ging zwar aus Pflichtbewusstsein mit meinem Kind zu PEKIP-, Pikler- und Wie-sie-alle-heißen-Gruppen, aber danach verzog ich mich immer so schnell wie möglich. Nie trank ich zusammen mit den anderen Müttern einen Kaffee, um mich über den Stuhlgang unserer Kinder, ihre Schlafgewohnheiten und ihre Krankheiten auszutauschen, als wären das die Themen, die die Welt bewegen.

Meistens rannte ich eilig nach Hause, legte meinen Sohn zum Schlafen in sein Bett und setzte mich an den Computer, um zu arbeiten. Ich versuchte, endlich alle die Bücher zu lesen, die ich noch nie richtig verstanden hatte – Foucaults »Ordnung der Dinge«, Adornos »Dialektik der Aufklärung« und Kristevas »Revolution der poetischen Sprache«, natürlich mit jämmerlichem Ergebnis, denn meine Gedanken waren so von meinem ersten Kind beansprucht, dass es dort kaum Platz gab für andere Gedanken und Geschichten, noch nicht einmal für den albernsten Zeitschriftenartikel der Welt. Ich begann, Chinesisch zu lernen – ein Projekt, dessen einzig positives Ergebnis es war, dass mein Sohn, wenn er wach war und mir dabei zuhörte, wie ich die chinesischen Wörter von der CD nachsprach, jedes Mal anfangen musste zu kichern. Die fremden Laute haben ihn amüsiert, das war sehr süß! Ich allerdings bekam Kopfschmerzen von der neuen Aufgabe und gab das Unterfangen bald wieder auf. Ich hörte Hörbücher über die Geschichte der Philosophie und versuchte, mich wöchentlich durch »DIE ZEIT« zu kämpfen. Darüber hinaus gab ich schon bald wieder Deutschunterricht, zu Hause und an der Universität, machte Sport und verbrachte mehr Zeit mit Aufräumen und Putzen, als ich es jemals zuvor getan hatte, denn der Nestbautrieb ging natürlich auch an mir nicht völlig spurlos vorüber.

Ich empfand es als Kompliment, wenn meine kinderlosen Freundinnen und Freunde mich dafür lobten, ich sei keine dieser nervigen Mütter, mit denen man sich nur noch über ihre Kinder unterhalten könne. Das war mir wichtig und entsprach meinem Wesen, obwohl ich gleichzeitig eine innig begeisterte Mama war und bin, die kaum etwas Schöneres kennt, als mit ihren Kindern zusammen zu sein – aber eben nicht ausschließlich!

Ab und an habe ich damals meine alten Freundinnen und meine Schwestern getroffen, die noch keine Kinder hatten. Gebannt habe ich ihren Geschichten aus der großen weiten Welt zugehört, zu der ich kaum noch Zugang hatte. Die meiste Zeit aber war ich allein. Mit meinem Kind. Spazieren, einkaufen, Kaffee trinken, zur Rückbildung ging ich immer allein. Hin und zurück. Ich konnte mir nicht vorstellen, unter den Gluckenmüttern auch nur auf eine Frau zu treffen, mit der ich mich gut verstehen würde. Das hatte zur Folge, dass ich mich teilweise isoliert fühlte und unverstanden, denn natürlich beschäftigten mich – wie alle anderen Mütter auch – solche Fragen wie: Warum hat mein Kind ständig Schnupfen? Wieso ist es im Moment immer so schlecht gelaunt und nölig? Weshalb hat es monatelang problemlos durchgeschlafen und macht nun auf einmal einen Riesenterz, wenn es ins Bett gebracht wird?

Ich hatte niemanden, mit dem ich mich darüber austauschen konnte, und war auch noch – zu großen Teilen – selbst daran schuld. Aus meiner heutigen Sicht hätte es mir damals gut getan, mich anderen Eltern anzuschließen, ganz egal, wie einseitig interessiert oder langweilig ich sie fand. Aber dafür war ich in gewisser Weise zu weltfremd, zu schüchtern und auch zu arrogant. Das ist eine seltsame Mischung, aber sie beschreibt mein Wesen zu dieser Zeit treffend.

Sympathische Eltern – Mütter und Väter – habe ich erst später kennengelernt, als mein erster Sohn groß genug war, um mit ihm auf den Spielplatz zu gehen. Immer verband mich mit diesen Eltern, dass wir außer unseren Kindern noch viele andere Themen hatten, die uns interessierten und beschäftigten. Ich traf zum Beispiel einen Kameramann und Vater eines Zwillingspaares. Eine schöne, eigenwillig wirkende Frau, die Mutter eines Mädchens, wollte ich schon lange kennenlernen, bevor sich eine Gelegenheit dazu ergab. Ich hatte sie schon öfter in Cafés und auf Spielplätzen gesehen, fand ihre Art, sich zu kleiden, originell und sie unnahbar, rätselhaft. Immer, wenn sie die Straßen entlangging, schaute sie so grimmig, als wollte sie allen sagen: »Kommt mir bloß nicht zu nahe!«

Eines Tages gelang es mir dann endlich, über unsere gemeinsam auf dem Spielplatz spielenden Kinder mit ihr ins Gespräch zu kommen, und sie wurde eine besondere Freundin.

Im ersten Kindergarten, in den mein großer Sohn ging, lernte ich zudem ein außergewöhnlich offenes, natürliches und herzliches Elternpaar kennen, die einen Sohn und eine große Tochter hatten. Ihre Tochter war schon fast volljährig, sie hatten also die gesamte Entwicklung eines Kindes vom Baby zur jungen Frau schon mitgemacht und waren in vielem entspannter und offener als die meisten anderen Eltern, die mit 150 Prozent und Scheuklappen vor den Augen dabei waren, sich einer einzigen Aufgabe zu widmen: der Aufzucht ihres erstgeborenen Schatzes.

Alle Freundinnen und Freunde, die ich über meinen ersten Sohn kennengelernt habe, hätte ich auch als Freunde gewählt, wenn sie keine Kinder gehabt hätten. Die »Notlösung«, Zeit mit Frauen zu verbringen, die mir zwar nicht besonders sympathisch waren, die aber ein kleines Kind und viel Zeit hatten und tagsüber, wenn alle anderen arbeiteten, genau wie ich leicht verloren mit ihren Kinderwägen durch die Straßen irrten, lag mir damals, in Berlin, noch fern. Jahre später in Wien sah das anders aus.

Wir sitzen gemeinsam in einem Kreis. Elf Frauen mit ihren Babys und ein vereinzelter Vater dazwischen. Der ist blass und wirkt nicht besonders glücklich darüber, dabei zu sein. Die Sonne scheint hell durch die Fenster, draußen läuten die Kirchenglocken. Die Krabbelgruppe findet im Gemeindehaus statt. Noch vor einem Jahr hätte ich jedem einen Vogel gezeigt, der mir prophezeit hätte, dass ich eines Tages freiwillig in einen kirchlichen Mutter-Kind-Treff gehen würde!

Im Krankenhaus haben mir die Schwestern nahegelegt, ich möge mich um eine bessere Integration kümmern, Krabbel- und Stillgruppen seien dafür ideal geeignet. Wenn ich wollte, würde mich eine von ihnen auch beim ersten Mal begleiten.

»Nein danke, das mache ich allein«, habe ich gemurmelt.

Ich fühle mich wie ein Kind in der Schule, das dumme Hausaufgaben bekommen hat.

Die Frauen strahlen alle, die meisten sind schlanke, adrette Wesen, mit zartrosa Lippenstift, engen Jeans und Oberteilen, auf denen groß die Marke steht. Zwei, drei Frauen fallen – wie ich – ein bisschen aus der Reihe. Sie sind noch ein bisschen mollig oder nicht ganz so schick und hübsch wie die anderen, sehen müde aus und angestrengt.

Aber alle schunkeln ihre Kinder gut gelaunt hin und her und singen Kinderlieder:

Auf der grünen Wiese
steht ein Karussell.
Manchmal fährt es langsam,
manchmal fährt es schnell.

und

Ich bin der kleine Tanzbär
und komme aus dem Wald.
Ich such mir einen Freund aus
und finde ihn auch bald.

Mein Sohn liegt auf einer bunten Decke – er ist noch zu klein, um auf meinem Schoß zu sitzen – und blickt sich interessiert um. Seine großen dunklen Augen, die ich liebe, schicken neugierige Blicke durch den Raum. Zwischendurch blickt er mich immer wieder an, so, als wollte er mich fragen, ob es okay sei, hier zu sein.

»Mama, wie findest du's hier?«, scheint er mich zu fragen.

Ich lächele ihn an und streiche ihm ab und zu versichernd über seinen Bauch. Dann ist er zufrieden und geht wieder mit seinen Blicken auf Wanderschaft. Offensichtlich gefällt es ihm hier. Beim nächsten Lied stimme ich leise mit ein. Eine dünne Frau mit Schnittlauchhaaren, großer Brille und schmalen Lippen, die aussieht wie eine Professorin für Physik, lächelt mich an. »Komischer Vogel«, denke ich und lächele zurück. Sie ist mir sympathisch.

Ich singe lauter mit. Ich hatte ganz vergessen, wie gern ich singe! In meiner Depression bin ich, die ich früher in verschiedenen Chören und auch sonst gerne und viel gesungen habe, verstummt. Auch Musik habe ich nicht mehr gehört. In meiner Erstarrung hatte sie keinen Raum mehr.

Ich lausche meiner Stimme und bin überrascht, wie hell sie sich anhört. Die Töne erfüllen meinen Brustkorb und meinen Kopf. Es vibriert und klingt in meinem Körper, die Sonne scheint immer noch durchs Fenster, meinem Kind geht es gut, und der Frühling ist angebrochen.

In mir breitet sich ein kleines Glück aus. Es tut gut, nicht mehr immer allein zu sein! Dabei ist es mir scheißegal, ob das hier möglicherweise die spießigsten Frauen der Welt sind! Hauptsache, ich muss nicht mehr allein mit meinem Sohn in der Wohnung hocken, gefangen in den immer gleichen Gedankenmühlen.

»Meine Schwester würde sich totlachen, wenn sie mich hier sähe«, denke ich kurz und muss fast kichern.

Dann singe ich weiter.

Als meine Wiener Psychotherapeutin, Frau Weissenböck, mich fragte, was für mich am schlimmsten sei an meiner aktuellen Situation – ich war gerade aus dem Krankenhaus entlassen worden und musste mich wieder an das Leben außerhalb des geschützten Raumes gewöhnen –, antwortete ich ihr: »Das Alleinsein.«

Darüber sagte sie später: »Das ist aus meiner Erfahrung ein ganz wichtiger Faktor: diese Isolation. Dieses Ich-stehe-alleine-da-mit-meinem-Kind. Und auch, wenn es dann hinausgeht, gibt es dieses Einspurige im Denken! In meinen Gruppen habe ich immer geschaut, dass wir auch über etwas anderes sprechen als die Kinder. Ich habe immer gesagt: ›Also, ich möchte nicht nur **Pampers**-Gespräche haben.‹ Denn es soll da alles zur Sprache kommen können. Sonst bist du wieder so fokussiert: ›Ach, die Windeln gibt's gerade im Sonderangebot?‹, ›Was kann mein Kind?‹, ›Was kann dein Kind?‹, ›Was sollte es schon können?‹, ›Wo ist der nächste

Kinderarzt?‹, ›Was kann ich noch für mein Kind tun?‹ Da muss man wirklich aufpassen, dass eine Frau da nicht das Gefühl hat, sie verkümmert!«[55]

Das Gefühl des ewigen Rausfallens aus der Norm kennen viele Frauen, die an einer postpartalen Depression erkrankt sind. Oft sagen mir die Frauen, sie würden sich nicht mehr mit anderen Müttern treffen, denn diese seien ihnen zu eindimensional und zu perfekt. Sie selbst würden sich im Vergleich zu den Frauen, die immer nur erzählten, wie wundervoll alles sei, minderwertig und falsch fühlen.

Das Schönfärben der Wirklichkeit in den Mutter-Kind-Gruppen oder an anderen Orten, wo Mütter aufeinandertreffen, scheint ein weit verbreitetes Phänomen zu sein und hat auch mit dem allbeherrschenden gesellschaftlichen Perfektionsdruck zu tun.

Fakt ist, so ist auch meine Erfahrung, dass oft nur **eine** Frau den Mut haben muss, die Fassade einzureißen und im gemeinsamen Gespräch zu äußern, dass es ihr gerade nicht besonders gehe, sie Schlafprobleme habe oder ihr Kind ihr auf den Wecker falle ... Häufig sind dann die anderen Frauen so erleichtert über die Offenheit dieser Frau, dass sie ihrerseits beginnen, von ihren Sorgen und Ängsten zu erzählen. Ein einziger ehrlicher, kritischer Satz kann eine ganze Lawine von Reaktionen auslösen, die allen Frauen, für die es nicht das einzige ultimative Glück ist, Mutter zu sein, das befreiende Gefühl vermittelt, nicht allein und gleichzeitig völlig **normal** zu sein!

Als ich mit meinem kleinen Sohn aus dem Krankenhaus kam, hatte sich logischerweise äußerlich kaum etwas geändert: Ich hatte immer noch keine Familie in Wien und keine Freundinnen. Ich war so allein, dass ich mich schon freute, als die Verkäuferin von BILLA, wo ich nahezu täglich einkaufte, mich das erste Mal wiederzuerkennen schien und ihr Gesicht zu einem leichten Lächeln verzog.

Während der Zeit im Krankenhaus hatten die Ärzte und Pflegekräfte mit mir daran gearbeitet, Strukturen für mich zu schaffen, mithilfe derer ich mich weniger isoliert fühlen und davor geschützt sein sollte, zu Hause wieder in ein schwarzes Loch zu fallen. Ich hatte mich bei einem Fitnesscenter angemeldet, in dem ich regelmäßig trainieren wollte. Außerdem plante ich, einmal pro Woche in die Kirchen-Krabbelgruppe zu gehen. Ich hatte mir meine Psychotherapeutin Maria Weissenböck gesucht, die ich nach Bedarf aufsuchen konnte. Während meines Krankenhausaufenthaltes hatte ich immer wieder einzelne Nächte und auch am Wochenende zu Hause geschlafen, um den Kontakt zum normalen Leben nicht zu verlieren. Jeden Nachmittag hatte ich meinen großen Sohn vom Kindergarten abgeholt und den Nachmittag mit beiden Kindern zusammen verbracht, meistens im Krankenhaus, aber manchmal auch zu Hause. Außerdem hatte ich mir eine Babysitterin gesucht, eine sympathische junge Frau Anfang 20, die Pädagogik studierte und zweimal die Woche zwei bis drei Stunden am Nachmittag auf die Kinder aufpassen würde, damit ich Zeit zum Schreiben hätte.

Ich nahm drei verschiedene Medikamente, die mich stabilisieren sollten: ein Antidepressivum tagsüber und abends ein schlafanstoßendes Antidepressivum sowie ein Neuroleptikum zur Linderung meines Grübelzwanges, denn ich hatte immer noch Schlafprobleme, die manchmal so gravierend waren, dass ich zusätzlich Schlaftabletten einnehmen musste.

Ich sollte mich regelmäßig bei Frau Dr. Reiner-Lawugger vorstellen, die mich nach meinem Krankenhausaufenthalt ambulant weiterbetreuen wollte. Jederzeit konnte ich mich außerdem bei Frau Dr. Schmid-Siegel melden, die während meines stationären Aufenthalts meine Hauptbezugsperson gewesen war.

Ich hatte auch Kontakt aufgenommen zu der Patientin, die nach mir in mein Krankenhauszimmer aufgenommen worden war, und mir fest vorgenommen, mich verstärkt um weitere Kontakte zu bemühen. Alles war besser für mich als die ewige Isolation, das Zurückgeworfensein auf mich selbst! Das hatte ich mittlerweile schmerzhaft begriffen.

Kurz: Ich hatte einen scheinbar wasserdichten Genesungsplan erarbeitet, um der postpartalen Depression endgültig zu entkommen. Auch anderen Betroffenen möchte ich raten, ihre Genesung nicht allein der Heilungskraft etwaiger Medikamente oder einfach der Zeit zu überlassen, sondern sie aktiv anzugehen:

SUCHT EUCH EINEN GUTEN THERAPEUTEN.
GEHT RAUS, AN DIE FRISCHE LUFT, ZU FREUNDEN UND ANDEREN MENSCHEN, UND LENKT EUCH AB.
BLEIBT SO WENIG WIE MÖGLICH ALLEIN UND VERMEIDET ES, WANN IMMER MÖGLICH, IN QUÄLENDEN GRÜBELEIEN ZU VERSINKEN.

Die armen Kinder! ~
Kinder von Müttern mit postpartaler Depression

In mir steigt heiße Wut hoch wie Lava und ich spüre, wie ich rot anlaufe. Ich sitze in einem großen Hörsaal des Allgemeinen Krankenhauses von Wien. Bis auf den letzten Platz ist er gefüllt mit Menschen. Viele Frauen sehe ich und Ärzte in weißen Kitteln. Dicht an dicht sitzen sie und lauschen der Vortragenden, einer Frau Anfang 50 mit grauen Haaren und leiser Stimme. Es geht um »vergessene Kinder«, also um Kinder von psychisch Kranken – ein Thema, das sowohl in der Forschung als auch in den Medien und in der Politik noch nicht ausreichend ernst genommen werde, so der Tenor der Tagung.

Die vortragende Peripartalpsychiaterin stellt detailliert dar, welche schwerwiegenden Folgen es für Kinder haben könne, wenn ihre Mütter an einer postpartalen Depression erkrankt seien. Von Beginn an fühle ich mich unwohl, finde die Präsentation einseitig, überzogen, vor allem auch inhaltlich verfälschend: Die Ärztin tut so, als ob jede Frau, die an einer postpartalen Depression leide, zwingend eine gestörte Mutter-Kind-Beziehung habe und intensiv an ihrer Interaktion mit dem Kind arbeiten müsse. Die Motivation der Spezialistin ist klar: Sie will für ihre Abteilung und das von ihr erarbeitete Konzept der Mutter-Kind-Behandlung Werbung machen und dafür sorgen, dass insgesamt mehr Geld in solche Projekte investiert wird. Das sind an sich gute Ziele, die ich unterstütze! Dennoch kann ich es nur schlecht ertragen, wie die Ärztin »**die** postpartale Frau an sich« beschreibt. Nicht der Hauch einer differenzierten Darstellung! Alle Frauen werden über einen groben Kamm geschert. Als Beispiele wirft die Ärztin Bilder von minderbegabten, unattraktiven und ungepflegten Monstermüttern an die Wand – um es politisch unkorrekt, aber treffend zu beschreiben. Diese wurden während ihres Aufenthalts auf der psychiatrischen Abteilung im Umgang mit ihren Kindern gefilmt. Eine erstarrte Frau mit bleichem Gesicht und Haarzotteln, die ihr ins Gesicht fallen, gibt ihrem Baby ungelenk und unbeteiligt die Flasche – vereinzelte Lacher. Anschließend erklärt eine unmäßig dicke Frau, die Probleme hat, auch nur einen einzigen klar verständlichen Satz zu artikulieren, stotternd, die Geburt ihres Kindes sei für sie ein Schock gewesen, da sie erst am Tag der Entbindung von ihrer Schwangerschaft erfahren habe.

Nun lacht der ganze Hörsaal. 300 Leute. Ich zittere vor Empörung. Tränen springen in meine Augen. Ich klammere mich an dem kleinen Tischbrett vor mir fest, meine Fingerknöchel laufen weiß an. Ich möchte am liebsten eine öffentliche Szene hinlegen. Allein der Gedanke beruhigt mich, dass viele kompetente Fachfrauen auf der Tagung anwesend sind, die sich bestimmt im Anschluss zu dem Vortrag äußern und die Aussagen richtigstellen werden.

Die Psychiaterin zeigt nun eine androgyn wirkende schmale Frau mit dunklem Bubikopf. Sie fällt positiv auf, scheint anders als die vorhergehenden Mütter zu sein: feinfühliger und wacher. Die Frau wickelt ihr Kind, wirkt dabei traurig, aber aufmerksam und liebevoll.

»Endlich eine Mutter, die ›normal‹ mit ihrem Baby umgeht«, denke ich erleichtert. Mein Puls beruhigt sich. Ich atme langsamer.

»Jetzt denken Sie wahrscheinlich: Was will sie denn? Die geht doch ganz normal mit ihrem Kind um! Richtig?!«, kommentiert die Ärztin prompt mit hoher Stimme. Dann lacht sie triumphierend auf: »Nun, dann schauen Sie jetzt mal hier: Das ist die gleiche Frau nach sechswöchiger Behandlung bei uns.«

Wir sehen eine breit grinsende Mutter, die sich wie von Sinnen über ihr Kind beugt. Sie reißt ihre Augen auf, gurrt und schnurrt in einem fort, murmelt irgendwelche Koseworte. Die Frau kitzelt und streichelt ihr Kind, wickelt es im Zeitlupentempo, nimmt sich alle Zeit der Welt, strahlt unentwegt bis über beide Ohren.

Auf mich wirkt sie wie auf Drogen. High! Mir ist übel. Ich finde das Verhalten der Frau gekünstelt, übertrieben, unauthentisch. Wie viel Wahrheit liegt überhaupt in einer Szene, die von einer Kamera aufgenommen wird und von der die Beteiligten wissen, dass sie gefilmt wird?

Erstauntes Raunen schwirrt durch den Raum. Wow, was für ein toller Effekt! Die Ärztin hat erreicht, was sie wollte: Frauen mit postpartaler Depression **können** keine guten Mütter sein. Sie müssen es dringend erst lernen! Das ist die Botschaft.

Ich bekomme nicht genügend Luft, krame eine Wasserflasche aus meiner Tasche und trinke mehrere große Schlucke. Ich muss mich beruhigen. Dann blättere ich in meinen Notizen, kritzele auf ein Papier, versuche an etwas anderes zu denken. Ich hoffe, dass der Vortrag bald zu Ende ist!

Applaus. Die Ärztin blickt zufrieden in die Runde. Ob es irgendwelche Fragen gäbe, Anmerkungen, Kommentare? Ich bin niemand, der sich in solchen Foren zu Wort meldet. Inständig hoffe ich, dass jemand anderes spricht! Aber keiner macht Anstalten. Ich kann den Vortrag auf keinen Fall so stehen lassen! Also melde ich mich doch. Ich merke, wie ich schon wieder feuerrot anlaufe. Meine Hände sind schwitzig. Das Mikrophon wird mir gebracht. Ich sitze ganz oben im Hörsaal, viele Menschen drehen sich um, um zu sehen, wer sprechen wird. Ich räuspere mich, stottere, der erste Satz klingt wirr. Dann geht es besser. Nur 30 Prozent aller Frauen, die an einer postpartalen Depression leiden würden, hätten laut verschiedener Statistiken auch eine gestörte Mutter-Kind-Beziehung, äußere ich. Gleich macht die Ärztin Anstalten, mich zu unterbrechen. Ich rede weiter. Wie um mein Leben! Ich hätte als Autorin und Betroffene – jetzt ist es geschehen: ich habe mich geoutet, kurz stocke ich, schwarze Punkte flimmern vor meinen Augen – viel zu dem Thema recherchiert und fände es tendenziell schwierig, wenn die doch sehr vielfältige Symptomatik der Erkrankung auf dieses **eine** mögliche Symptom reduziert würde, die Mutter-Kind-Bindungsstörung. Es sei auf diese Art und Weise für Betroffene schwieriger, die Erkrankung zu erkennen. Wieder setzt die Ärztin an zu sprechen, aber ich lasse mich nicht abhal-

ten von dem, was ich sagen will. Ich selbst hätte zum Beispiel keine solche Störung gehabt, das sei mir auch von den Ärzten diagnostiziert worden. Während ich einatme, um Luft zu holen für meine nächsten Worte, gelingt es der Ärztin, einzuhaken: »Ja, objektiv vielleicht nicht!«, wirft sie ein.
»Was meinen Sie?«, frage ich verständnislos.
»Sie hatten vielleicht rein objektiv gesehen keine Mutter-Kind-Bindungsstörung, das heißt, Sie haben Ihr Kind nicht hungern lassen oder Ähnliches. Aber subjektiv gesehen ist es etwas anders«, die Ärztin schweigt bedeutungsschwanger.
Ich schnappe nach Luft. Die junge Frau, die mir das Mikrophon gebracht hat, ist schon wieder auf dem Weg nach unten. In meiner Brust brennt es.

Wenn selbst Ärztinnen und Ärzte auf so unverantwortliche Weise mit Vorurteilen zur postpartalen Depression operieren, wie soll man dann erwarten, dass in der Normalbevölkerung ein aufgeklärtes Verständnis für die Krankheit und die Betroffenen entsteht?
Dieses Kapitel ist für mich am schwersten.
Zu schreiben.
Zu reflektieren.
Zu erleben und nach-zu-fühlen.
Ein Hauptgrund für meine krankhafte Unruhe und Rastlosigkeit, die schließlich zum totalen Schlafentzug und damit zu meiner Einweisung ins Krankenhaus geführt haben, waren meine Sorgen um meine Kinder! Ich hatte ständig und immer Angst, ihnen keine hinreichend gute Mutter sein zu können. Gerade weil ich sie so geliebt habe und liebe. Ich habe nie gedacht oder gefühlt, dass sie nicht mehr da, nicht mehr in meinem Leben sein sollten. Immer nur, dass **ich** nicht gut genug für sie war. Gleichzeitig wird mir aber in Form von Filmen, Büchern, Artikeln, Vorträgen und Reaktionen von Mitmenschen immer wieder vorgehalten, ich hätte meinen Kinder mit meiner Erkrankung geschadet, weil ich sie nach ihrer Geburt nicht ausreichend geliebt hätte und nicht

adäquat auf ihre Bedürfnisse eingegangen wäre. Das ist für mich kaum auszuhalten!

So wie mir geht es vielen anderen betroffenen Frauen, die häufig, auch ohne mit solchen Thesen konfrontiert zu werden, stark an sich selbst und ihrer Qualität als Mütter zweifeln und von Ängsten gequält werden.

Laut der Psychiaterin Brigitte Schmid-Siegel ist es typisch für depressive Mütter, dass sie sich als schlechte Mütter erleben und heftige Schuldgefühle haben im Gegensatz zu schizophrenen Müttern, die sich häufig als sehr gute Mütter erleben.[56] Pures Gift ist es daher für Betroffene, vor allem in der akuten Krise, wenn man ihnen vor Augen führt, welche negativen Auswirkungen ihre Erkrankung für die Entwicklung ihrer Kinder haben könnte.

Es bleibt dabei unbestritten, dass sich eine psychische Erkrankung eines Elternteils oder beider Eltern negativ auf die Gesundheit und das Verhalten ihrer Kinder auswirken kann. Allerdings muss in Bezug auf die verschiedenen psychischen Erkrankungen differenziert werden: Eine postpartale Depression hat beispielsweise deutlich weniger negative Konsequenzen für die Kinder der Erkrankten als eine Psychose. Insgesamt gehören Kinder von Müttern, die an einer postpartalen Depression erkranken, nicht zu den Kindern, die am stärksten selbst gefährdet sind, im Laufe ihres Lebens eine psychische Krankheit zu entwickeln. Die drei Hauptrisikogruppen sind:
1. Kinder von Eltern mit Persönlichkeitsstörungen, die oft auch an Suchterkrankungen leiden und kein gutes soziales Netzwerk haben. Am stärksten betroffen sind in dieser Gruppe Kinder von erkrankten Alleinerziehenden.
2. Kinder von Eltern aus einem bildungsfernen Milieu, die an Depressionen leiden.
3. Kinder von Eltern mit akuten Psychosen.[57]

Zudem haben psychische Erkrankungen der Eltern vor allem dann negative Folgen für die Kinder und deren Entwicklung, wenn sie chronisch verlaufen. Dementsprechend beeinträchtigt die postpartale Depression die Mutter-Kind-Interaktion und damit die Entwicklung des Kindes nur dann längerfristig, wenn die Erkrankung mindestens sechs Monate andauert. Allgemein gilt, dass die Kinder umso gefährdeter sind, je länger die Krankheit ihrer Eltern andauert und vor allem auch unbehandelt bleibt.

Insgesamt gesehen sind Babys und Kleinkinder psychiatrischer Patienten nicht besonders anfällig für die Entwicklung eigener psychischer Störungen, sondern vor allem Kinder, die zur Zeit der Erkrankung ihrer Eltern älter als 14 Jahre sind.[58] Ein weiterer entscheidender Risikofaktor für Kinder ist es, wenn sie bei nur einem Elternteil aufwachsen und dieser erkrankt. Das Leben mit beiden Eltern zusammen wird im Gegensatz dazu als Schutzfaktor angesehen.[59] Sollte eine alleinerziehende Mutter in eine depressive Krise schlittern, ist es daher noch wichtiger als bei Müttern, die einen Partner haben, dass sie sich so schnell wie möglich Hilfe sucht beziehungsweise dass sie Hilfe bekommt: Informationszentren, das Internet, Hebammen, Hausärzte und Gynäkologen sowie die Familie und Freunde sind dafür geeignet. Hebammen und Ärzte sollten aus dem Grund, sobald sie erfahren, dass eine Mutter alleinerziehend ist, diese besonders aufmerksam begleiten. Sie sollten ihr wenn möglich schon präventiv Informationsbroschüren zur Verfügung stellen und sie über Anlaufstellen bei Problemen aufklären, ohne ihr das Gefühl zu geben, als alleinerziehende Mutter diskriminiert zu werden. Das wiederum erfordert eine Sensibilisierung für das Thema, sowohl in Fachkreisen und der Ausbildung als auch in der Gesellschaft insgesamt.

Wird die Krankheit rechtzeitig erkannt und behandelt, stehen die Chancen gut, dass sich eine sichere Mutter-Kind-Bindung entwickelt und das Kind ohne negative Folgen aufwächst.

Was brauchen Kinder psychisch kranker Eltern außerdem, um vor eigenen negativen Entwicklungen gefeit zu sein? Bei der Beantwortung dieser Frage geht es auch um das Phänomen der Resilienz. Unter diesem Begriff versteht man die menschliche Widerstandskraft gegen Krisen und die Fähigkeit, Krisen zu meistern und als Anlass für eine persönliche Entwicklung zu nutzen. Wissenschaftler haben festgestellt, dass diese Fähigkeit bei Menschen sehr unterschiedlich ausgeprägt sein kann: Furchtbare Ereignisse wie Kriegstraumata oder ungünstige Lebensbedingungen wie das

Aufwachsen in einer sozial schwachen, gewaltbereiten Familie führen bei manchen Menschen zu schweren psychischen Schädigungen, bei anderen aber nicht. Die Resilienzforschung untersucht die Frage, warum die Fähigkeit, negative Erlebnisse zu verarbeiten, bei manchen Menschen stärker ausgeprägt ist und bei anderen schwächer oder gar nicht.

Der Maler René Magritte ist ein positives Beispiel für das Phänomen der Resilienz: Obwohl seine Mutter psychisch erkrankt war und sich ertränkte, als Magritte 14 Jahre alt war, gelang es ihm, ein erfülltes und erfolgreiches Leben zu führen – vermutlich auch, weil er die Kunst als Ventil für seine Emotionen gefunden hatte. Er hat in einem Gemälde mit dem Titel »Der Geist der Geometrie« aus dem Jahre 1936/1937 ein eindrucksvolles Zeugnis von dem abgegeben, was Experten als »Parentifizierung« bezeichnen. Darunter versteht man die Rollenumkehr zwischen Eltern und Kind, wobei Elternteile ihre Elternrolle oder -funktion unzureichend wahrnehmen und das Kind die nicht-kindgerechte, überfordernde »Eltern-Rolle« übernimmt. Eine solche Umkehrung des Beziehungsgefüges bei Eltern und Kindern, die Magritte darstellt, indem er eine Mutter mit Babykopf malt, die ein Baby mit Mutterkopf in den Armen hält, ist häufig zu beobachten, wenn ein Elternteil psychisch erkrankt ist.

Man weiß heute, dass Kinder, die sich gut und gesund entwickeln sollen, mindestens eine langfristig stabile Bezugsperson in ihrem Leben brauchen. Diese Rolle kann nicht nur von einem Elternteil übernommen werden, sondern auch von anderen Angehörigen, Freunden der Familie, Lehrern oder Erziehern. Zudem ist es von großer Bedeutung, dass Kinder, die aus psychisch instabilen Familienverhältnissen kommen, möglichst viele unbelastete positive Erfahrungen im sogenannten sozialen Lebensraum machen, zum Beispiel in der Krippe, im Kindergarten und in der Schule.

Wenn das Kind einer Mutter mit postpartaler Depression also einen – halbwegs – engagierten und involvierten Vater als positive Bezugsperson hat oder eine andere Person oder mehrere andere Menschen in der Umgebung, die sich zuverlässig um das Kind kümmern, ist das Risiko, dass es durch die Erkrankung seiner Mutter negativ beeinflusst wird, um einiges geringer.

Wenn alle diese Faktoren **nicht** gegeben sind – die rechtzeitige Erkennung und Behandlung der Erkrankung, das Engagement des Vaters, ein verhältnismäßig stabiles soziales Netz – kann es durch die unbehandelte Erkrankung der Mutter zu Schädigungen der Mutter-Kind-Beziehung und damit zu Entwicklungsstörungen bei dem Kind kommen. Die Mutter ist in dem Fall möglicherweise längerfristig nicht dazu in der Lage, adäquat auf die Bedürfnisse ihres Kindes zu reagieren. Vielleicht ist sie zum Beispiel zu erschöpft, um sich ausreichend aktiv und liebevoll um ihr Kind zu kümmern. Auch akute Freudlosigkeit, Trauer, Verzweiflung und Ängste wirken lähmend und können in ihrer Extremform dazu führen, dass die Mutter wie erstarrt ist und kaum noch Entscheidungen treffen kann: Soll sie dem Kind jetzt die Windeln wechseln, das Fläschchen geben oder ist es erst einmal am wichtigsten, es auf den Arm zu nehmen und es zu beruhigen?

Wenn die postpartale Depression mit einer Mutter-Kind-Bindungsstörung einhergeht, ist es symptomatisch, dass die Mutter wenig Interesse oder Gespür für ihr Kind besitzt und es als etwas Fremdes wahrnimmt. Diese Fremdheitsgefühle können sich weiterentwickeln zu Aggressionen und schlimmstenfalls zum Suizid der Mutter oder zu dem sogenannten erweiterten Suizid führen: Die betroffenen Frauen bringen dann sich selbst und ihre Kinder um.

Eine solche Mutter-Kind-Bindungsstörung tritt aber – wie ich bereits mehrfach erwähnt habe – nur bei 30 Prozent aller erkrankten Frauen auf. Auch ist die Angst vor möglichen Aggressionsgefühlen oder das Fantasieren über sie nicht gleichbedeutend mit tatsächlich ausgelebten Aggressionen. In Wahrheit haben auch gesunde Frauen immer wieder nicht nur freundliche und helle Gedanken in Bezug auf ihre Kinder, worüber aber nur selten gesprochen wird. Maria Weissenböck schreibt über die zunehmende Erschöpfung einer jeden jungen Mutter in den Monaten nach der Geburt, die auch mit Aggressionen einhergehen kann: »Die Mutter erlebt sich zusehends unzufriedener, unausgeglichen, traurig und auch sehr wütend; sie wird sich selbst gegenüber immer fremder – so hat sie sich zuvor nie erlebt. Und das macht Angst, denn die Frau weiß nicht, wie sie mit diesen Gefühlen umgehen soll, beziehungsweise oft weiß sie nur, dass dieses Gefühl der Wut auf das Kind nicht vorhanden sein darf. Das ist wohl auch der Grund, warum darüber fast nie gesprochen wird. Die Angst vor Aggression ist groß, da damit die Befürchtung einhergeht, das Kind nicht mehr zu lieben. Nur selten übernimmt die Aggression aber tatsächlich die Oberhand. Eigentlich ist sie nur das Resultat einer Form der Selbstbehauptung. Diese ist stark ins Ungleichgewicht gekommen.«[60]

Die psychischen Veränderungen bei der Mutter können, wenn sie längerfristig nicht behandelt werden, bei den Kindern Entwicklungsverzögerungen im kognitiven Bereich hervorrufen, die teilweise bis zum Schulalter nachweisbar sind. Auch die Langzeiteffekte einer unbehandelten postpartalen Depression für die Kinder sind deutlich: Sie zeigten sowohl mit acht als auch mit elf Jahren dissoziale Auffälligkeiten, das heißt Störungen in ihrem Sozialverhalten.[61]

Solche Beobachtungen sollten meiner Meinung nach nicht nur die betroffenen Mütter und ihre Angehörigen alarmieren, sondern vor allem die Mediziner, die mit ihnen und ihren Kindern zu tun haben, sowie die Gesellschaft insgesamt. Klar ersichtlich wird hier erneut: Die erfolgreiche Therapie der Mutter bedeutet Prävention für das Kind, das heißt, eine Behandlung der betroffenen Mutter ist auch eine Investition in die positive Entwicklung ihrer Kinder.

Depression in der Schwangerschaft

Postpartale Depressionen beginnen häufig schon während der Schwangerschaft. Das wird leider zu selten erkannt und deshalb auch oft – wie bei mir – nicht rechtzeitig behandelt (siehe auch ab Seite 28). Eine unbehandelte pränatale psychische Erkrankung kann negative Auswirkungen auf das Kind und seine Entwicklung im Mutterleib haben: Die oft mit der Krankheit einhergehende mangelhafte Ernährung der Mutter, ihr Stress, ein häufig zu beobachtender Medikamenten-, Alkohol- und Nikotinmissbrauch sowie eine mangelhafte Schwangerenvorsorge erhöhen das Frühgeburtsrisiko des Kindes und führen zu einem niedrigen Geburtsgewicht. Auch schwebt über alledem ein akutes Suizidrisiko der Mutter.

Die Erkenntnisse dürfen wiederum nicht dazu führen, dass betroffene Schwangere oder auch nur möglicherweise Betroffene sich verstärkt Sorgen machen. Vielmehr muss es darum gehen, das Gespür der Ärzte und Hebammen für die Erkrankung zu intensivieren und die Früherkennung zu optimieren. Nur so kann verhindert werden, dass die Depression sich im Laufe der Schwangerschaft und nach der Geburt weiter verschlimmert und schließlich chronisch wird.

Den Grundsatz »Geht es der Mutter gut, geht es auch dem Kind gut« (siehe auch ab Seite 82) finde ich entscheidend, wenn man Kinder von betroffenen Müttern unterstützen will. Die Kinder dürfen dabei ruhig mitbekommen, dass es ihren Müttern schlecht geht. So lernen sie, dass es Phasen im Leben eines Menschen gibt, in denen er Pech hat, krank oder traurig ist zum Beispiel, dass diese Phasen aber auch wieder vorbeigehen, und dass es vor allem in den Händen eines jeden Menschen liegt, wie konstruktiv er mit solchen Situationen umgeht. Das beschreibt auch die Psychotherapeutin Maria Weissenböck: »Ich finde es wichtig, dass man dann zurückschauen kann, wie bei einer Perlenkette, an der verschiedene Perlen aufgefädelt sind, was Kinder oft tun. Dass ich sagen kann: ›Diese Zeit war zwar – entschuldigen Sie den Ausdruck! – beschissen! (...), aber trotzdem sage ich: ›Es war notwendig! (....) Das gehört zu meiner Erfahrungskette dazu. Es war nicht lustig; trotzdem gehört es dazu. Ich habe etwas mitgenommen.‹ Ich möchte das nicht so verstanden wissen, dass man zurückschaut und sagt: ›Es war eh alles gut.‹, mit der rosaroten Brille, sondern, dass man wirklich auch sieht, dass es harte Arbeit für die Frauen ist. (...) Das Kind lernt auch: Mama kann damit umgehen. Sie tut etwas.‹ Das ist eine ganz wichtige Erfahrung für das Kind! Dass es sich daran erinnert: ›Ok, meinem Vater oder meiner Mutter ging es auch mal schlecht, aber sie haben es durchgestanden. Sie haben etwas gemacht. Ich bin nicht hilflos!‹ (...) Das Kind soll nicht ausgeschlossen sein, finde ich.«[62]

Ich selbst kann aus voller Überzeugung sagen: Meine Erkrankung nach der Geburt meines zweiten Sohnes hat keinem meiner beiden Söhne nachhaltig geschadet. Beide sind offensichtlich glückliche, ausgeglichene und fröhliche Kinder mit vielen guten sozialen Kontakten, die gern in den Kindergarten, die Schule und den Hort gehen. Zu beiden habe ich eine liebevolle Beziehung: Wir gehen zärtlich, ehrlich, humorvoll, kritisch, vor allem aber authentisch miteinander um. Das ist natürlich **meine** Sicht der Dinge – ich bin gespannt, wie die beiden sich als Erwachsene dazu äußern werden –, aber nicht nur die mir nahestehenden Menschen wie mein Lebensgefährte, andere Familienmitglieder oder Freunde bestätigen sie mir, sondern auch neutrale Menschen wie Erzieherinnen und Lehrerinnen.

Zum einen haben mein Freund und ich – wie andere Eltern von Kindern, die sich gut entwickeln – schlicht Glück, denn beide Kinder sind von Geburt an verhältnismäßig ausgeglichene, in sich ruhende Jungen mit einem gut ausgeprägten Selbstwertgefühl und Urvertrauen. Zum anderen zeigt die gute Entwicklung unserer Söhne für mein Empfinden auch, dass eine postpartale Depressionserkrankung der Mutter nicht zwangsläufig zu Problemen bei den Kindern führt. Ich schreibe das nicht, um mich selbst zu loben oder anzugeben, sondern um allen anderen Müttern, die vielleicht genau jetzt, beim Lesen dieses Textes, in einer akuten postpartalen Depressionskrise stecken, Mut zu machen und ihnen die Angst zu nehmen, sie könnten ihren Kindern mit ihrer Erkrankung schaden:

WENN IHR ETWAS TUT, HANDELT, EUCH HILFE SUCHT UND EUCH NICHT PASSIV IN EURE DEPRESSION ERGEBT, DANN IST DER WICHTIGSTE SCHRITT GETAN: FÜR EURE EIGENE GENESUNG, ABER AUCH FÜR DAS WOHL UND ZUM SCHUTZE EURER KINDER.

Neulich habe ich meinen großen Sohn gefragt, was seiner Meinung nach damals mit mir los war. Er antwortete mir so pragmatisch und lapidar, dass ich laut auflachen musste: »Du konntest nicht mehr schlafen, dann bist du ins Krankenhaus gekommen. Die haben dir Medikamente gegeben, damit du wieder schläfst. Dann habe ich dir noch gesagt, du sollst mir eine Geschichte schreiben. Das hast du gemacht. Dann hattest du etwas zu tun und bist wieder gesund geworden.«

Wir haben unserem großen Sohn nie verschwiegen, was nach der Geburt seines Bruders mit mir los war. In der akuten Phase haben wir vor allem meine Probleme mit dem Schlafen besprochen, alles andere schien uns zu kompliziert und abstrakt. Als ich dann eineinhalb Jahre später zu einer Lesung im Rahmen einer Kunstausstellung zum Thema »Depressionen« eingeladen war, habe ich versucht, meinem großen Sohn anhand der Ausstellungsstücke genauer zu erklären, was man sich unter der Krankheit vorstellen kann: Es gab dort zum Beispiel einen »Depressionsmantel«, in dessen Taschen sich Steine befanden und den man anziehen konnte, um ein Gefühl für die auch körperlich lähmende Schwere zu bekommen, die man während einer Depression empfindet. Außerdem waren drei verschiedene Pappkartons ausgestellt, in die man die Hände stecken konnte, ohne zu sehen, was sich in ihnen befand. Im ersten fühlte man Watte, im zweiten Matsch und in dem dritten Luft, also nichts. Die Besucher sollten angeben, welches Material ihrer Meinung nach am ehesten einem depressiven Grundgefühl entspricht.

Jetzt, während ich an diesem Buch schreibe, liegen immer wieder Bücher zu dem Thema verstreut in der ganzen Wohnung herum, im Wohnzimmer, meinem Arbeitszimmer, der Küche. Manchmal greift mein großer Sohn sich eines und studiert es interessiert, vor allem die Kinderbücher oder Informationen in Form von Comics oder Ähnlichem – er ist ein nahezu fanatischer Bücherfreund und liest alles, was ihm unter die Finger kommt. Manchmal frage ich mich dann ein bisschen besorgt, ob das nicht zu schwere Kost für ihn ist, ob ihn die Informationen vielleicht zu sehr bedrücken werden oder er beginnen wird, sich dafür zu schämen, dass seine Mutter psychisch krank war, wenn er genauer liest, worum es geht. Aber bis jetzt scheint das alles nicht der Fall zu sein – mein Sohn geht offen und unvoreingenommen mit dem Thema um. Für ihn ist die postpartale Depression eine Erkrankung wie jede andere auch:

wie Masern, Angina oder Herzprobleme. Es ist unangenehm, an ihr zu leiden, aber man kann sie behandeln, und man wird wieder gesund. Auch, dass ich bis heute Medikamente nehme, weiß mein Großer. Antidepressiva sind für ihn genauso Medikamente wie Aspirin, Hustensaft und Antibiotika.

Was meinen kleinen Sohn betrifft, ist das Ganze, zumindest was mein Empfinden betrifft, komplizierter. Manchmal frage ich mich, wie es sein wird, wenn er größer ist und ich zum ersten Mal richtig mit ihm darüber spreche, wie es mir nach seiner Geburt ging. Warum das so war. Ich stelle mir vor, wie er reagieren wird, wenn er dieses Buch findet, darin blättert und es vielleicht sogar liest. Wird er Trauer empfinden? Wird er denken: Warum war Mama nicht einfach glücklich, als ich auf die Welt gekommen bin? Wird er mir Vorwürfe machen, ich hätte ihn weniger geliebt als seinen Bruder? Wird er sich ungerecht behandelt fühlen, weil ich ihn weniger lang gestillt habe als seinen großen Bruder und weil er als kleines Baby drei Wochen mit mir im Krankenhaus sein musste? Oder wird er Schuldgefühle entwickeln und sich für meine Erkrankung verantwortlich fühlen? Das sind schwere Gedanken für mich, die mich immer wieder belasten und traurig stimmen.

Gleichzeitig fühle ich Zuversicht in mir, dass es meinem Lebensgefährten und mir gelingen wird, unserem kleinen Sohn so von der Zeit und meiner Erkrankung zu erzählen, dass er – genau wie sein großer Bruder – die postpartale Depression als häufig auftretende Erkrankung nach der Geburt verstehen kann, die weniger mit schwer definierbaren Mutter- und Liebesgefühlen oder den unergründlichen Rätseln der Seele zu tun hat als mit einem chemischen Gleichgewicht im Körper, das durch die Hormonumstellungen in der Schwangerschaft und nach der Geburt durcheinander gerät und mit Hilfe von Medikamenten und therapeutischer Betreuung wieder ausgeglichen werden kann. Diese Sicht auf die Krankheit entspricht auch dem Verständnis des Psychologen- und Psychiaterteams, Dr. Manfred Pretis und Dr. Aleksandra Dimova, das eine biologisch orientierte Aufklärung der Kinder befürwortet. Die Ärzte treten zudem für die Verwendung einer neuen Begrifflichkeit ein: Anstatt von »psychischer Krankheit« zu sprechen, schlagen sie den Terminus »psychische Verletzbarkeit« vor, der die zeitliche Dimension und den vorübergehenden Charakter der Erkrankung betone und daher sowohl für die Eltern als auch für die Kinder leichter anzunehmen sei.[63]

Mir hat es im Krankenhaus gut getan, dass sowohl die Pflegekräfte als auch die Ärzte – im Gegensatz zu manchen Laien, denen ich später begegnet bin und von meiner Erkrankung erzählt habe, aber auch im Gegensatz zu uninformierten Apothekern und Hausärzten – nie meine Kinder bemitleidet haben oder mich mit Informationen darüber konfrontiert haben, wie schädlich meine Erkrankung für meine Kinder sein könne. Alle haben mir im Gegenteil immer wieder stärkend versichert, wie gut es meinen Kindern offensichtlich bei mir und mit mir gehe und dass beide Jungen den Eindruck machen würden, sicher geliebte und gebundene Kinder zu sein.

Dr. Maria Weissenböck betont die Bedeutung einer positiven, stärkenden Grundhaltung der Ärzte und Therapeuten **allen** Eltern gegenüber, unabhängig davon, ob sie psychisch erkrankt sind oder nicht: Ihrer Meinung nach sollte man immer davon ausgehen, dass prinzipiell alle Eltern adäquat mit ihren Kindern umgehen können und etwas Gutes für sie wollen! Aufgabe der beratenden und unterstützenden Spezialisten müsse es daher sein, diese individuellen Qualitäten der Eltern aufzuspüren, sie ihnen im Gespräch positiv versichernd bewusst zu machen und gemeinsam an ihnen und mit ihnen zu arbeiten, anstatt immer nur auf die problematischen Aspekte des Umgangs mit den Kindern zu verweisen.

Diese Haltung finde ich zentral, und ich wünschte, mehr Mediziner und Pflegekräfte würden sie übernehmen.

Wichtig erscheint mir zudem, dass die psychiatrischen Stationen in den Krankenhäusern, auf denen Betroffene behandelt werden, kinderfreundlicher eingerichtet werden. Es sollte dort zumindest ein kleines Zimmer oder eine Kuschelecke geben, die farbenfroh und gemütlich gestaltet ist, wo es Spiele und Bücher gibt und wo sich die Mütter zusammen mit ihren Kindern aufhalten können. Für mich und meine Kinder wäre es schön gewesen, einen solchen Ort im Krankenhaus aufsuchen zu können.

Vielleicht wäre es auch möglich, das Personal so zu schulen, dass es nicht nur dazu in der Lage ist, erwachsene Angehörige der Betroffenen über die Erkrankung zu informieren, sondern auch deren Kinder? Ich zumindest fühlte mich während meines Krankenhausaufenthaltes so erschöpft und krank, dass mich der Gedanke an ein differenziertes und adäquates Gespräch mit meinem großen Sohn über meine Depression überforderte. Da die ganze Thematik für meinen Lebensgefährten und mich neu war, wussten wir zudem nichts darüber, wie man solche Gespräche am besten mit Kindern führt. Außerdem ist es für Kinder vielleicht erst einmal leichter, mit »neutralen« Menschen über die Erkrankung ihrer Mutter zu sprechen, als mit ihrer Mutter selbst, weil sie dann keine Rücksicht nehmen müssen und unzensiert von ihren eigenen Gefühlen und Gedanken erzählen und Fragen stellen können.

Schöne Bilder- und Kinderbücher zu der Thematik würden auch helfen – sie werden von Kinderpädagogen und -therapeuten als »Seelentüröffner« bezeichnet, weil sie einen natürlichen und entspannten ersten Zugang für die Kinder ermöglichen. Allerdings ist es anscheinend ungemein kompliziert, ein gleichzeitig sach- und kindgerechtes und dabei geschmackvolles und literarisch gutes Buch zu dem Thema zu schreiben. Vielleicht versuche ich selbst das einmal?

Wie ein Delphin, der aufwärts schwimmt ~ Der Rückfall

Schweißgebadet schrecke ich auf und reibe mir die Augen. Meine Zähne schlagen aufeinander. Ich friere und schwitze gleichzeitig, kann mich nicht orientieren. Wo bin ich? Vor meinem Fensterzimmer biegt sich meine große Lieblingsbirke im Wind. Regen klatscht gegen die Scheibe. Es ist Ende April. 2011. Unser kleiner Sohn ist ein halbes Jahr auf der Welt.

Mit klopfendem Herzen sehe ich auf meine Handy-Uhr: kurz vor Mitternacht. Ich habe nicht mehr als eine halbe Stunde geschlafen. An meinen Traum kann ich mich nicht erinnern. Ich habe kein Bild vor Augen, keine Szene, kein Motiv. Nur schwarze Leere! Angst schüttelt mich, mein Brustkorb ist wie zugeschnürt. Ich lausche in die Stille unserer Wohnung. Nichts zu hören, nur ein leises Schnarchen aus dem Zimmer, in dem mein Lebensgefährte und ich abwechselnd bei unserem kleinen Sohn schlafen. Knapp drei Monate nach meinem Krankenhausaufenthalt sind meine schlaflosen Nächte zurück.

Zitternd gehe ich ins Badezimmer, wühle in unserem Medikamentenschränkchen. Ganz hinten habe ich die Schlaftabletten versteckt; ich hatte gehofft, sie nie wieder zu brauchen! Dennoch habe ich sie nicht weggeworfen. Mein Mund ist trocken. Ich spüle zwei Tabletten mit einem halben Glas Wasser hinunter, halte mich mit einer Hand am Waschbecken fest. Im Spiegel blickt mich die Gespensterfrau an. Wieder. Bleich, mit schmalen Lippen und schweißnassen Haaren. Eine Fremde.

Der Heilungsprozess einer Depression verläuft nicht linear. Es gibt also keine kontinuierliche Besserung, sondern es kommt immer wieder zu Stillständen und sogar zu Rückschritten. Dennoch fällt man nie auf den absoluten Tiefpunkt, den Ausgangspunkt zurück. Im Krankenhaus erklärte Frau Dr. Schmid-Siegel mir das, indem sie einen treppenförmige Linie mit vielen Stufen aufzeichnete und sagte: »Die Genesung verläuft so, wie sich ein Delphin bewegt, der aufwärts schwimmt.«

Das war damals erschreckend für mich, denn die Depression in ihrer akuten Phase war für mich das Furchtbarste, das ich jemals erlebt hatte. Ich wollte nie wieder in meinem Leben an den Punkt kommen, an dem ich gewesen war, als ich in das Krankenhaus aufgenommen wurde! Dass es mir von nun an nicht einfach immer besser gehen würde, sondern dass es wieder schwierige Zeiten gäbe, schlaflose Nächte, Anflüge von Panikattacken – den Gedanken konnte ich nicht ertragen. Also verdrängte ich die Worte meiner Ärztin einfach.

Erst, als ich einige Zeit später wieder außergewöhnlich unruhig wurde, ängstlich und schwermütig, erinnerte ich mich an das Gespräch. Wie für immer in mein Gehirn eingraviert hat sich eine Situation, die ich damals erlebte: Mein Lebensgefährte, die Kinder und ich saßen zusammen mit meinen Eltern und meinem besten Freund, die für ein paar Tage angereist waren, in einem Gartenlokal und gönnten uns zum Abschied ein leckeres Mittagessen. Die Sonne schien, es war frühsommerlich warm, alle hatten gute Laune. Nur ich begann plötzlich zu weinen. So leise, dass es zunächst keiner merkte. Stetig tropften meine Tränen auf den Teller vor mir, auf dem köstliche Topfenknödel mit Marillen lagen. Keinen Laut gab ich von mir. Mein bester Freund erzählte eine lustige Geschichte aus seinem Berufsalltag, meine Eltern und mein Lebensgefährte hörten ihm zu. Unser großer Sohn, der schon fertig gegessen hatte, rannte singend über die Kieswege zwischen den Tischen entlang, und unser kleiner Sohn schlummerte in seinem Kinderwagen. Alles war friedlich und entspannt. Nur ich weinte und weinte und konnte nicht mehr aufhören damit. Völlig unerwartet brach eine Trauer aus mir hervor, die umfassend war und bis tief in meinen Körper hinein schmerzte. Die Vorstellung, wieder »allein« mit meinem Lebensgefährten und den Kindern in Wien zurückzubleiben, während meine Eltern und mein bester Freund abreisen würden, war mir unerträglich. Überrascht fragte meine Mutter mich, als sie ein Schniefen von meiner Seite hörte: »Was ist denn, Ulrike? Weinst du etwa?«

Ich konnte ihr nicht antworten.

Mein Vater blickte mich verständnislos an, und mein Lebensgefährte war blass geworden. Ungeduldig fragte er: »Was ist denn jetzt schon wieder? Warum weinst du? Ulrike?!«

Ich schüttelte stumm den Kopf. Schluchzer schüttelten meinen Körper, meine Schultern zuckten. Immer mehr Tränen tropften auf den Teller, langsam und bedächtig, wie in Zeitlupe. Sie weichten die Knödel auf. Ich fand keine Worte für das, was ich empfand. Auch heute noch fällt es mir schwer, meinen damaligen Zustand zu beschreiben.

Innerhalb kurzer Zeit war mein Leben wieder schwarz geworden. Ohne Hoffnung.

In den darauf folgenden Tagen und Wochen weinte ich viel. Immer, wenn ich allein war, abends im Bett. Ich verlor den Appetit, fühlte mich unendlich erschöpft, schleppte mich durch den Alltag. Nachts schlief ich schlecht und nahm zusätzlich zu all meinen Medikamenten Schlafmittel, um wenigstens ein paar Stunden Ruhe zu finden. Mein Lebensgefährte und ich stritten uns oft, ich zog mich immer mehr zurück, hatte ihm nichts zu sagen, ertrug kaum seine Nähe.

Die Frühlingssonne verursachte mir nahezu körperliche Schmerzen; ich wollte sie nicht sehen, nicht spüren. Sie schien mir grell und unerträglich. Nachmittags auf dem Spielplatz saß ich mit meinem kleinen Sohn auf einer Decke und beobachtete das bunte Geschehen wie von außen, durch eine Glasscheibe hindurch. Als wäre ich ein Zootier, eingesperrt in einem Käfig. Ich gehörte nicht dazu! Zu all dem Leben und Lachen. Mein Großer spielte mit anderen Kindern, und mein kleiner Sohn strampelte munter auf der Decke, drehte sich hin und her, sah mit neugierigen Äuglein in die Blätter über sich, die in der Luft tanzten. Ich fand es zwar vom Verstand her schön und erleichternd, dass es meinen Kindern offensichtlich gut ging, aber von Herzen daran erfreuen konnte ich mich nicht. Mein Körper und mein Kopf waren unfähig, Glück oder Leichtigkeit zu empfinden. Immer wieder drehten sich meine Gedanken in den unendlich gleichen quälenden Kreisen: Wieso gab es so viel Leid auf der Welt, Ungerechtigkeit, Krieg und Gewalt? Schlagzeilen, die ich im Vorbeigehen auf Titelblättern gelesen hatte, flackerten in meinem Gehirn und ließen mich nicht mehr los:

> Kleiner Junge aus verwahrloster Wohnung gerettet!
>
> Weltweit sterben jährlich über 2,6 Millionen Kinder an Unterernährung!
>
> Mann tötet Frau und Kinder!
>
> Bürgerkrieg in Syrien eskaliert!

Wozu sollte man leben mit so viel Hass und Schmerzen? Ich fand keinen Grund mehr dafür, obwohl der beste ständig an meiner Seite war: meine wundervollen Kinder, die ich über alles liebte und liebe. Dieser Gedanke war mir zwar stets rational präsent, fühlen konnte ich ihn aber nicht. Warum sollte man sich überhaupt durchs Leben kämpfen, wenn am Ende doch alle sterben mussten? Was würde werden? Aus mir? Aus meinen Kindern? Wie sollte es weitergehen, mit meinem Lebensgefährten und mir? Wenn ich nun immer nur krank wäre? Solche Fragen quälten mich ohne Unterlass.

Oft dachte ich darüber nach, allein mit den Kindern zurück nach Berlin zu gehen. Dort, in meiner Heimat, würde es mir wieder gut gehen, hoffte ich. Aber eine Stimme in mir sagte mir, dass das nicht der richtige Weg sein konnte. Was würde stattdessen helfen?

Jedes Mal, wenn ich eine Straße überquerte und ein Auto kommen sah, stellte ich mir vor, dass es mich einfach überrollen würde. Was für eine Erleichterung wäre das! Endlich nicht mehr kämpfen, nicht mehr weitermachen, immer weiter. Keine Schmerzen mehr empfinden. Endlich Ruhe! Vor der lauten, falschen, hässlichen Welt. Ich sah keinen Ausweg mehr aus meiner Krankheit. Aus dem traurigen Leben.

Wenn ich meine damaligen Gefühle aufschreibe, klingt das heute auch für meine Ohren seltsam, unverständlich und pathetisch. Warum will eine gesunde Frau, die eine glückliche Beziehung führt und zwei wunderbare Kinder hat, ein Dach über dem Kopf, genug zu essen und ein warmes Bett, eine Frau, der es – scheinbar – an nichts fehlt und die noch ein vielversprechendes langes Leben vor sich hat, nicht mehr leben?

Warum erlitt ich überhaupt einen so schlimmen Rückfall, obwohl ich meine Genesung geradezu generalstabsmäßig organisiert hatte? Was hatte ich falsch gemacht? Ich verstand nichts mehr: mich nicht, die Krankheit nicht, das Leben nicht.

Die Menschen in meinem Umfeld waren umso ratloser. **Einen Zusammenbruch** hatte man mir zugebilligt, so war mein Gefühl. Aber dass ich jetzt schon wieder stolperte, krankte, litt, war zu viel des Guten. Die Geduld meines Lebensgefährten, meiner Familie und Freunde schien ausgereizt. Gleichzeitig merkten alle, dass ich nicht spielte, mich anstellte oder Theater machte, sondern wirklich todtraurig war.

Ein weiterer Krankenhausaufenthalt kam für mich nicht in Frage, denn ich wollte meiner Familie diese Erfahrung auf keinen Fall noch einmal zumuten. Gleichzeitig hatte ich wieder Angst, durchzudrehen, wenn sich nicht etwas Entscheidendes änderte. Als ich mir nach einigen durchwachten Nächten in Folge nicht mehr zu helfen wusste, rief ich Frau Dr. Schmid-Siegel an und bekam glücklicherweise gleich am nächsten Tag einen Gesprächstermin bei ihr. Bei dem Gedanken, dass ich schon bald den Rat von meiner Ärztin einholen könnte, ging es mir schlagartig ein bisschen besser. Frau Schmid-Siegels sanfte und doch entschiedene, kluge, sensible und feine Art, mit Menschen umzugehen, übt immer wieder einen heilsamen Zauber auf mich aus. Schon, wenn ich nur in ihrer Nähe bin, fühle ich mich verstanden und aufgehoben. Im wahrsten Sinne des Wortes entlastet!

»Wieso haben Sie bitteschön alle Ihre Medikamente reduziert und dann auch noch so radikal?«, fragte Frau Schmid-Siegel mich kopfschüttelnd und leicht verärgert, als ich ihr von den letzten Wochen erzählte.

Sie entschied, die Dosis aller meiner Medikamente von Neuem zu erhöhen, damit ich mich wieder entspannen und besser schlafen könnte. Ich machte mir Vorwürfe: Warum hatte ich die Medikamente so schnell und stark reduziert? War ich mal wieder zu ehrgeizig gewesen? Weil ich den Makel der Depression so schnell wie möglich wieder loswerden wollte? Weil ich größenwahnsinnig war und wie so oft mehr von mir verlangte, als ich verkraftete?

Verschiedene Faktoren hatten mein damaliges Verhalten beeinflusst. Fest steht, dass ich mir zu schnell zu viel zugemutet hatte und dass ich weder meiner behandelnden Ärztin, Frau Reiner-Lawugger, noch meiner Psychotherapeutin, Frau Weissenböck, vermittelt hatte, wie instabil ich mich immer noch fühlte. Wenn ich zu den beiden Frauen gegangen war, hatte ich mich im Gegenteil stark und zuversichtlich gezeigt, Witze gerissen und gelacht, hübsche Anekdoten aus meinem Leben erzählt. Als Frau Weissenböck, die sehr viele Patienten betreut, mich gefragt hatte, ob es okay für mich sei, dass wir uns nur ein- bis zweimal im Monat sähen, hatte ich das bejaht. Und das, obwohl ich ein mulmiges Gefühl im Bauch dabei gehabt hatte und mich am liebsten für immer in der gemütlichen kleinen Villa verkrochen hätte, in der meine Therapeutin gleichzeitig wohnt und arbeitet. Als Frau Reiner-Lawugger gut gelaunt geäußert hatte, da es mir augenscheinlich so gut gehe, könnten wir sowohl das Neuroleptikum, das ich abends vor dem Einschlafen nahm, reduzieren als auch das Antidepressivum, hatte ich lachend zugestimmt, obwohl ich fühlte, wie kalte Angst in mir hochkroch. In beiden Fällen hatte ich nicht auf meinen Instinkt vertraut und mir nicht erlaubt, **nicht** so zu **funktionieren**, wie andere es möglicherweise von mir erwarteten. Ich hatte meine Ärztin und meine Therapeutin getäuscht, ohne es zu wollen, und mir selbst damit am meisten Schaden zugefügt.

In Gesprächen mit anderen betroffenen Frauen höre ich immer wieder, dass so etwas passieren kann, vor allem wenn die erkrankten Frauen über ein gewisses Maß an Redegewandtheit und schauspielerischem Talent verfügen und weder sich selbst noch anderen gegenüber eingestehen wollen oder können, wie schlecht es ihnen wirklich geht.

Mein Hauptproblem damals war, dass ich nach meiner Entlassung aus dem Krankenhaus abgesehen von der Medikamenteneinnahme im Grunde genauso weiterlebte wie vor meiner Einweisung: Ich hetzte durch mein Leben, nahm mir zu wenig Zeit für mich und meine Entspannung, gönnte mir kaum Schönes. Ich erlaubte mir nicht, Wien näher kennenzulernen, seine Museen und Kaffeehäuser und Parks, denn es war unvorstellbar für mich, einen ganzen Vormittag einfach so zusammen mit meinem kleinen Sohn zu vertrödeln, bei einem Kaffee, beim Spazierengehen, Bummeln und Tagträumen. Stattdessen schrieb ich mit Feuereifer an meinem ersten Kinderroman – »Zara – Alles neu«[64] –, und halste mir zudem ständig neue – teilweise wirklich überflüssige – Arbeiten auf: Ich plante Kurse in Medical English, die ich für Ärzte geben wollte, schrieb Artikel für ein Online-Literaturlexikon für Kinder, organisierte meinen ehrenamtlichen Einsatz als Deutschlehrerin für Ausländer in Wien, dachte mir neue Buchprojekte aus. Dazu putzte ich und räumte so viel auf wie noch nie in meinem Leben. Als würde davon irgendetwas abhängen. Der Himmel weiß, was!

Aus heutiger Sicht zeigt mir mein Rückfall vor allem eins: Wenn man als Betroffener sein Leben nicht nachhaltig verändert, sondern sich nur auf die Medikamente verlässt, dann wird einen die Depression mit großer Wahrscheinlichkeit wieder einholen. Spätestens dann, wenn man die Medikamente reduziert oder abgesetzt hat. Das ist in meinen Augen die – auch ungemütliche und bitter schmeckende – Wahrheit.

Ich bin deshalb immer wieder schockiert davon, wie vielen betroffenen Frauen ich begegne, denen von ihren Ärzten ein Antidepressivum verschrieben wird, die aber sonst nichts oder kaum etwas zur Behandlung ihrer Erkrankung unternehmen. Jeder kompetente Arzt und Therapeut wird immer empfehlen, bei der Behandlung zweigleisig zu fahren, das heißt, Medikamente zu nehmen **und** eine Therapie zu machen! Auch die Spezialistinnen, die mich betreut haben, hätten sicher darauf bestanden, mich öfter zu sehen, wenn ich ihnen – und mir selbst – nicht so überzeugend vorgespielt hätte, dass es mir schon wieder richtig gut ging.

Schreibst du mir eine Geschichte? ~
Es geht mir so gut wie nie zuvor!

»Ich schluchze noch mehr: ›Aber dann muss ich endgültig abstillen. Stimmt's?‹ Rotz und Wasser laufen aus meinen Augen, meiner Nase, meinem Mund, alles ist nass und schmierig, ich bekomme keine Luft mehr. Ich will nicht mehr leben. Wenn ich mein Kind nicht mehr stillen kann, dann will ich nicht mehr leben! Wozu bin ich denn sonst noch gut?«

Meine Stimme zittert beim Lesen, ich blicke ins Publikum. Eine Künstlerin mit bunt gefärbten Haaren und wachen Augen hat mich im Rahmen einer von ihr organisierten Ausstellung zum Thema »Depressionen« zu einer Lesung eingeladen. Abwechselnd lese ich aus meinem Manuskript zu diesem Buch und aus einem kurzen Prosatext. Es ist Herbst, im Jahr 2012, abends. Unsere Kinder sind mit einer Babysitterin zu Hause. Dass mein Lebensgefährte mich begleitet und dabei ist, wenn ich lese, war unser beider Wunsch. Nur wenige Menschen sind gekommen. An diesem Abend läuft ein Fußballspiel, ein wichtiges Match. Viel Werbung haben wir auch nicht gemacht. Ich bin nicht enttäuscht: Es ist mir lieb, dass ich mich nicht vor vielen entblößen muss. Mein Inneres nach außen kehren.

Vor mir auf dem Tisch liegt ein Mikrofon. Eine Journalismus-Studentin hat gefragt, ob sie mich aufnehmen dürfe. Klar habe ich »Ja« gesagt. Die Nervosität steigt.

Tränen steigen mir in die Augen. Für einen kurzen Moment finde ich meine Stimme nicht. Als wäre er eine Weltreise entfernt, sehe ich meinen Lebensgefährten von Weitem. Er trägt ein grünes Cordjackett und lächelt. Für einen Moment steht alles still. Ich halte den Atem an. Plötzlich weiß ich nicht mehr, ob ich weiterlesen kann. Ob ich das überhaupt will. Ob ich nicht lieber weglaufe, nach draußen, in die Nacht?

Ich lasse meinen Blick die Sitzreihen entlangstreifen. Eine Freundin sieht ungewohnt ernst aus, traurig. Eine andere Freundin weint sogar, halb versteckt in der letzten Reihe. Eine Bekannte, eine ältere, sozial engagierte Dame, blickt mit weichem Blick zu mir, mütterlich besorgt. Sie hat dunkle Haare, zu einem wippenden Pferdeschwanz zusammengebunden, und eindrucksvolle Gesichtszüge.

Die Künstlerin neben mir seufzt ganz leise, irgendjemand scharrt nervös mit den Füßen. Ich beiße mir auf die Lippen: »Du wolltest nicht weinen! Alles, nur nicht weinen! Bloß jetzt nicht weinen!«, spule ich ab, in meinem Gehirn, die Sätze. Ich fühle mich wie ein Mädchen, das vor Aufregung in Tränen ausbricht. Bei einer Theateraufführung.

Später feiere ich mein eigenes kleines Fest.

»Das hast du toll gemacht, so souverän!«

Komplimente bekomme ich, für mein Auftreten, mein Lesen. Für meinen Mut. Ich lächele: »Danke! Danke.«

Euphorisch küsse ich meine Freundinnen ab, bin erleichtert. Eine Last ist von meinen Schultern gefallen. Ich bin stolz auf mich! Weil ich weitergelesen habe. Weil ich nicht geweint habe, obwohl mir danach war. Weil ich es so wollte und nicht anders. Zum ersten Mal in meinem Leben ist mir das gelungen, mit 37 Jahren. Besser spät als nie! Sage ich mir und stürze aufgekratzt einen Plastikbecher Sekt runter. Keiner weiß von meinem Triumph. Nur ich! Das macht ihn fast noch köstlicher. Gleich bin ich beschwipst. Alles ist schwer und müde, und mit einem Mal will ich nur noch schlafen.

Häufig werde ich gefragt, warum ich heute so glücklich bin. Was mir am meisten dabei geholfen hat, gesund zu werden? Wie es kommt, dass ich sogar sage: Es geht mir so gut wie nie zuvor!

Viele Faktoren haben dazu beigetragen, dass ich mich heute stabil wohl fühle: Ich habe mich in Wien eingelebt. Ich habe neue Freunde gefunden. Mein Lebensgefährte, die Kinder und ich sind als Familie zusammengewachsen. Die Liebe zwischen uns ist noch größer geworden, tiefer, reifer und stabiler. Unseren Kindern geht es gut. Ich nehme – immer noch – Antidepressiva, die mich stabilisieren und vor allzu starken Stimmungsschwankungen bewahren, und die ich bewusst nur langsam reduziere.

Ein weiterer Grund aber ist für mein Empfinden besonders wichtig: die Tatsache, dass ich begonnen habe zu schreiben. Das erste Mal in meinem Leben habe ich damit – abgesehen von meinen gescheiterten Versuchen als Schauspielerin mit Anfang 20 – eine kreative Ausdrucksmöglichkeit gefunden, die mich ganz und gar in ihren Bann zieht und mich selbst vergessen lässt. Die mich entführt in eine Welt, in der ich schon immer, auch als kleines Kind, glücklich war: in die Welt der Sprache, der Geschichten und der Fantasie.

Es ist früher Abend, graue Wolken bedecken den Himmel. Mein großer Sohn und ich spielen »Mensch ärgere dich nicht« im Krankenhauszimmer. Eine Neonlampe an der Decke strahlt uns an. Mein Kleiner schnurpselt in seinem Kinderwagen herum und reckt sich nach dem schwarzen Kabel der Kamera, das sich an der Wand entlangschlängelt. Plötzlich läuft sein älterer Bruder rot an, kippt die Figuren auf dem Brett mit einer heftigen Handbewegung um und schreit mir ins Gesicht: »Du bist gemein! Immer musst du mich ärgern!«

Weinend rennt er vom Tisch fort, wirft sich auf mein Bett. Ich muss seufzen. Warum ist es nur so schwer, zu verlieren? Müde stehe ich auf, gehe zu meinem Großen und streichele seinen Kopf: »Mensch, ich will dich doch nicht ärgern. Aber das Spiel geht so! Ich **muss** dich auch mal rauswerfen, sonst ist das Ganze doch tooodlangweilig.«

»Gar nicht!«, stößt mein Sohn hervor und vergräbt seinen Kopf noch tiefer in die Decke.

»Komm mal her!«, sage ich leise und ziehe ihn gegen seinen Widerstand auf meinen Schoß.

»Mein Süßer!«

Ich streichele meinem Sohn über die dicken dunkelblonden Haare, einen richtigen Wuschelkopf hat er. Langsam beruhigt er sich. Seine verweinten Augen blicken mich hinter der Brille nachdenklich an.

»Soll ich dir lieber was vorlesen?«, frage ich.

Kein Wunder, dass er auch mal unausgeglichen ist! Bei alldem, was wir ihm in den letzten Tagen und Wochen zugemutet haben. »Vielmehr **ich**!«, denke ich und habe schon wieder ein schlechtes Gewissen.

Seine Blicke wandern durch den Raum: »Mama, darf ich einen Kaugummi?«

»Klar!«

Wir nehmen uns jeder einen Pfefferminz-Kaugummi und wickeln ihn aus dem Stanniolpapier. Schweigend kauen wir und blasen beide eine Blase. So groß wie möglich! Mein großer Sohn gewinnt. Der Kaugummi klebt sich platzend an unsere Haut. Wir müssen kichern.

»Mama, schreibst du mir 'ne Geschichte?«, seine Augen blitzen plötzlich, und er sieht so aus, als ob er alles wüsste, auf der Welt.

»Eine Geschichte? Wie kommst du denn darauf?«, ich lache verblüfft.

»Einfach so! Bitte, Mama! So eine wie die von den Olchis. Von komischen Männchen, die einen Planeten besuchen oder so.«

»Echt?!«, ich zweifele.

Außerirdische sind nicht mein Genre, bislang.

»Ja, die 'ne Geheimsprache haben! So 'ne lustige, die nur ich verstehe. Du musst mir dann den Code verraten, ja?!«

Die Wangen meines Sohnes röten sich, er ist aufgeregt, voller Vorfreude. Ich zögere.

»Oookaaayyy«, antworte ich dann gedehnt.

»Echt?!«, er springt auf und hüpft wie ein kleines durchgeknalltes Känguru durch das Zimmer: »Du bist die liebste Mama auf der Welt! Mama schreibt mir eine Geschichte, Mama schreibt mir eine Geschichte, Mama...«, singt mein Sohn.

»Da habe ich mir etwas eingebrockt«, denke ich. Aber kurz hat es gekribbelt in mir, wie Brausepulver auf der Zunge. Gleichzeitig leicht und süß und sauer und kitzelig. Ulrike schreibt eine Geschichte. Für ihren Sohn.

Die Abendklingel läutet zum Essen. Der Kleine quäkt.

Auch wenn es etwas theatralisch klingen mag, war es doch genauso: Mein damals noch nicht sechsjähriger Sohn hat mich im Krankenhaus, inmitten meiner schlimmsten Krise, an meine alte Idee erinnert. Aus welcher Laune heraus auch immer – er bat mich um genau das, was mir fehlte. Ich selbst hatte meinen Plan, einen Kinderroman zu schreiben, längst verdrängt – vergraben unter einem hässlichen Berg von Alltag, Haushalt, Kindergeschrei und Depression. Plötzlich aber erinnerte ich mich, an meinen Wunsch, meine Protagonistin Zara, die ersten Worte meines geplanten Buches.

Gleich am nächsten Tag setzte ich mich nach dem Frühstück, als mein kleiner Sohn seinen Vormittagsschlaf machte, an meinen Laptop und begann zu schreiben. Es wurde keine besonders gelungene Geschichte, holprig und wenig originell, aber das war nicht wichtig: Was zählte, war, dass ich mein Versprechen einhielt. Außerdem fühlte ich mich beim Schreiben so gut wie seit Ewigkeiten nicht mehr. Nicht andauernd und noch lange nicht glücklich, aber heiler als vorher. Vollständiger und getröstet. Von dem Tag an hatte ich ein unersetzliches Mittel gegen Stress, Kummer und dunkle Gedanken gefunden!

Warum aber habe ich so lange dafür gebraucht, die heilsame Wirkung des Schreibens für mich zu entdecken? Vermutlich mal wieder wegen meines verdammten Perfektionismus! Ich hatte so große Angst davor, als Autorin zu versagen, dass ich gar nicht erst versuchte, eine zu sein. Wenn ich nicht mindestens so gut wie Virginia Woolf wäre, dann hätte es keinen Sinn, überhaupt mit dem Schreiben zu beginnen, so war mein Gedanke. Als ich nun im

Krankenhaus merkte, dass ich allein beim Schreiben dazu in der Lage war, aus meinen depressiven Gefühlen und Gedanken auszubrechen, war das Bedürfnis, mir selbst zu helfen, größer als meine Furcht, schlechte Texte zu schreiben. Endlich hatte ich einen Weg gefunden, um all meinen Träumen – bei Tag und bei Nacht – Ausdruck zu verleihen: meinen abseitigen Fantasien, meinen wilden Schrecken und Sorgen und all den bunten, verrückten, lustigen, tragischen, hanebüchenen Geschichten, die in mir leben.

Plötzlich erinnerte ich mich auch daran, dass mein Berliner Therapeut mir schon vor einigen Jahren empfohlen hatte, meinen Wunsch, Kinderbücher zu schreiben, weiterzuverfolgen. Obwohl ich für zwei Bilderbuchtexte, die ich verfasst hatte, keinen geeigneten Verlag gefunden hatte.

»Sie brauchen ein Ventil für Ihre Kreativität, Frau Schrimpf!«, hatte er mir damals mit eindringlichem Blick nahegelegt.

Verlegen hatte ich nur gekichert.

Ich konnte meinem Therapeuten und seinem Glauben in meine kreative Gabe damals nicht vertrauen. Erst vier Jahre später, in einer neuen Beziehung, nach einem Umzug, mit einem zweiten Kind und einer handfesten Depression war ich endlich an dem Punkt angekommen, an dem ich es zumindest versuchte.

Ich denke heute, dass eine postpartale Depression tatsächlich allen Betroffenen helfen kann, ihr Leben so zu verändern, dass es sich besser für sie anfühlt als vorher. Richtiger und vollständiger. Authentischer.

Ich bin inzwischen einigen Frauen begegnet, die erst durch ihre depressive Krise richtig begriffen haben, was sie brauchen, um glücklich zu sein: Darunter war eine Architektin, die nach der Geburt ihres Kindes aufgehört hatte zu arbeiten und nun verstand, dass sie nicht vollständig auf ihre Arbeit verzichten konnte noch wollte. Eine Juristin, die begann, Psychologie zu studieren, und sich damit einen Kindheitstraum erfüllte. Eine Künstlerin, der es erst durch ihre Erkrankung gelang, sich von ihren dominanten und lieblosen Eltern abzunabeln. Eine Lehrerin, die endlich lernte, »Nein!« zu sagen und sich nicht mehr ständig für alle anderen aufzuopfern.

Es ist daher keine Seltenheit, dass Betroffene – ähnlich wie ich – sagen, es gehe ihnen, seitdem sie von ihrer postpartalen Depression geheilt seien, besser als jemals zuvor.

Der zweite Aspekt, der entscheidend für meine Genesung war, ist die Therapie, die ich gemacht habe. Schon in Berlin hatte ich herausgefunden, dass für mich und meine Problematik die Verhaltenstherapie die beste Therapieform war. Das liegt mit Sicherheit auch daran, dass ich meinen Therapeuten, der die Verhaltenstherapie mit mir machte, über alles mochte und schätzte. Die Therapeutenpersönlichkeit und die Frage, wie gut sie zu der des erkrankten Menschen passt, ist meines Erachtens von entscheidender Bedeutung für das Gelingen der Therapie.

Ich selbst habe eine gewisse Zeit gebraucht, um zu dieser Erkenntnis zu gelangen. Als junge Frau war ich zunächst bei einem esoterisch angehauchten Therapeuten, bei dem ich eine tiefenpsychologisch orientierte Gesprächstherapie machte. Von Anfang an war er mir unangenehm, was ich mir aber nicht eingestand. Der Therapeut hatte lange schwarze Haare, eine sanfte Säuselstimme und trug bunte Batikhemden mit kurzen Ärmeln. Da ich damals noch keine Therapieerfahrung hatte und nicht wusste, wie es sich anfühlt, wenn man einem geeigneten Therapeuten begegnet, dachte ich, so wie mit ihm gehe es wahrscheinlich immer in einer Therapie zu. Ich akzeptierte sein Verhalten deshalb, ohne es näher zu hinterfragen. Er wollte, dass ich meinen angeblichen verdrängten Aggressionen freien Lauf ließe, indem ich Kissen Namen gab von Menschen, mit denen ich Konflikte hatte, und auf sie einschlug. Ich fand das lächerlich und fühlte mich wie eine Puppe dabei, sprach aber nicht über meine Gefühle und tat brav, was der Therapeut von mir verlangte. Ständig sollte ich irgendwelche seltsamen Rollenspiele machen, bei denen ich mich so verhielt, wie ich glaubte, dass mein Therapeut es von mir erwartete, anstatt mich wirklich auf sie einzulassen. Als meine Panikattacken immer schlimmer wurden, gab mein Therapeut mir einen schön marmorierten kleinen Stein aus seiner Praxis mit, den ich in die Hand nehmen sollte, wenn ich mich nicht gut fühlte – eine aus meinen Augen damals absurde Maßnahme! Wie sollte es mir helfen, einen kleinen Stein zu berühren, wenn ich mich auf der Straße kurz vor der Ohnmacht mit Herzrasen, Schweißausbrüchen und paralysierten Beinen an einer Laterne festhielt und nicht mehr wusste, wie ich nach Hause kommen sollte?

Mit seiner für mein Gefühl übertriebenen Zurückhaltung und auf mich künstlich wirkenden Sensibilität führte der Therapeut stundenlange Gespräche mit mir, in denen er immer wieder über meine Kindheit sprechen wollte und über meine Beziehung zu meinen Eltern. Es war offensichtlich sein Ziel herausarbeiten, wie ungeliebt ich mich gefühlt hatte von meiner Mutter, zeit meines Lebens, und wie dominiert von meinem scheinbar allmächtigen Vater. Jedes Mal, wenn ich seine Praxis verließ, weinte ich und fühlte mich zerstört. Anstatt mir Kraft und Mut zu geben, raubte mir die Therapie alle Energie, saugte mich aus, riss alte Wunden wieder auf und stieß mich sogar auf Dinge, die ich noch nie als problematisch angesehen hatte, die aber – aus der Sicht meines Therapeuten – schädlich für meine Entwicklung gewesen waren.

Es war unglaublich wohltuend, als ich dann zu meinem zweiten Berliner Therapeuten kam, dem ich mich heute noch verbunden fühle. In unseren Gesprächen bezog er auch Stellung zu meinen Fragen und Problemen, anstatt immer nur passiv zu schweigen oder meine Worte wie ein Papagei zu wiederholen und damit Anteilnahme zu simulieren – die Technik der Wiederholung oder Paraphrasierung ist eine bekannte Gesprächsstrategie der erfolgreichen, auch therapeutischen und psychoanalytischen Kommunikation. Er ließ nicht immer nur mich sprechen, sondern erzählte auch manchmal von sich, seinen Hobbys, seinen Vorlieben und seinen Abneigungen, seinem Leben. Auf diese Art blieb er kein total unbeschriebenes Blatt für mich. Das Gefühl, einem realen Menschen aus Fleisch und Blut gegenüberzusitzen, der auch fehlbar war und Gefühle hatte wie jeder andere, ließ mein Vertrauen zu meinem Therapeuten stetig wachsen.

Alle scheinbar rätselhaften Vorgänge in mir, meinem Körper und meiner »Seele« – was auch immer das sein mag, abgesehen von komplizierten biochemischen Prozessen im Körper und Gehirn – erklärte er mir genau: Was passiert bei einer Panikattacke im Körper? Wie verankern sich traumatische Erlebnisse im Gehirn? Wie kann man dafür sorgen, dass sie nicht vom Gehirn gewissermaßen unbearbeitet »eingefroren« werden, sodass sie zu Flashbacks und anderen Störungen führen, sondern dass sie positiv bewältigt werden? Welche Funktion hat die Verdrängung, und wozu führt es, wenn man immer und immer wieder über die gleichen negativen Erfahrungen spricht?

Ich bin einerseits ein sehr emotionaler Mensch, andererseits aber auch ein ausgeprägt rationaler, der für alles gern »logische« Erklärungen hat, obwohl das natürlich nicht immer möglich ist. Mit Gefühlsschwankungen, Ängsten, übersteigerten Anfällen von Traurigkeit kann ich viel besser umgehen, wenn ich weiß, wie sie – neurobiologisch – entstehen und funktionieren, als wenn sie mir nur als rätselhafte Regungen der Seele erscheinen, denen ich hilflos ausgeliefert bin. Insofern kam mir der pragmatisch orientierte verhaltenstherapeutische Ansatz meines Therapeuten entgegen. Von Beginn an erklärte er mir, er sei nicht vor allem an der Vergangenheit interessiert, sondern an der Gegenwart und Zukunft. Unsere gemeinsame zentrale Frage solle es sein, was ich tun könne, um im Hier und Jetzt glücklicher zu leben und für die Zukunft besser gefeit zu sein gegen psychische Krisen. Dementsprechend ging es in der Therapie weniger darum, welche Erfahrungen ich in der Vergangenheit gemacht hatte, die mich belastet, mir geschadet und zu meiner Depressivität beigetragen hatten, sondern vielmehr darum, was ich heute konkret tun konnte, wenn mich eine Panikwelle überrollte oder wenn ich von scheinbar unendlicher Traurigkeit überschwemmt wurde. Wir besprachen zum Beispiel zusammen Verhaltensübungen, und jedes Mal, wenn ich ging, bekam ich »Hausaufgaben« gestellt. So sollte ich, die ich zu der Zeit wahnsinnige Angst vor größeren Menschenansammlungen hatte, in das überfüllte KaDeWe gehen und dort so lange bleiben, bis ich keine Panik mehr empfand. Alle Gefühle und Gedanken, die mich während des Aufenthaltes durchdrangen, sollte ich notieren und die Übung abschließend mit einem Diagramm bewerten. Wann war die Angst wie schlimm, wie lange dauerte sie an, wann wurde sie weniger und was bewirkte das? Das mag banal klingen, mir aber haben diese pragmatischen Übungen, die meine Ängste rationalisierten und konkretisierten, effektiver geholfen als irgendwelches angeblich tiefschürfendes, für mein Empfinden aber eher küchenpsychologisches Gerede. Entscheidend war für mich außerdem der Umgang meines Therapeuten mit Humor: Er erschien mir als herzlicher, genussfreudiger, entspannter und überaus humorvoller Mensch, der gern Witze machte, über meine lachte und die Dinge mit Vorliebe von ihrer komischen Seite betrachtete. Das tat mir und meiner dramatischen Ader unglaublich gut! So waren die Therapiestunden bei ihm keine »heiligen Messen«, in denen alles immer nur ernst, schwerwiegend und distanziert vor sich ging, sondern wir lachten auch viel, plauderten über scheinbar Nebensächliches, verstanden uns schlicht gut. Nicht immer hatte alles, was ich tat oder sagte, eine zweite geheime Bedeutung, der in mühseliger Kleinarbeit nachgespürt werden musste, sondern Dinge waren auch manchmal einfach nur das, was sie auf den ersten Blick zu sein schienen: Wenn ich ausnahmsweise zu spät zur Therapie kam, war das kein schwerwiegendes Zeichen dafür, dass ich den Behandlungsprozess im Grunde meines Herzens ablehnte und ihn heimlich unterlief, sondern ich war eben einfach zu spät gekommen. Halb so schlimm!

Als Jahre später in Wien offensichtlich wurde, dass ich mich zur Behandlung meiner postpartalen Depression noch einmal in Therapie begeben müsste, waren mir aufgrund meiner Erfahrungen drei wesentliche Dinge klar: Ich wollte diese Mal eine Frau als Therapeutin, da ich glaubte, dass sie sich besser in meine Probleme als Frau und Mutter einfühlen könnte. Wichtig war mir außerdem, dass sie sich auf das Gebiet der Peripartalpsychiatrie spezialisiert hatte, und ich wusste, dass ich mit einer Therapeutin arbeiten wollte, die auf mich einen positiven bodenständigen Eindruck machte und verhaltenstherapeutisch geschult war. Ich hatte keine Lust und keine Kraft dazu, in langwierigen und schmerzhaften Gesprächen zu erarbeiten, welche Erfahrungen aus meiner eigenen Kindheit möglicherweise zum Entstehen meiner postpartalen Depression beigetragen hatten, sondern ich wollte schlicht **jetzt** wieder gesund und froh werden und meine aktuellen Probleme konkret angehen: Wie könnte ich das Leben wieder mehr genießen? Wie würde es mir gelingen, mehr auf meine Bedürfnisse zu achten? Auf welche Art und Weise konnte ich meine Ansprüche an mich als Mutter mit meinem Wunsch nach beruflicher Erfüllung in Einklang bringen? Solche Fragen beschäftigten mich damals, und in Frau Dr. Weissenböck fand ich genau **die** Therapeutin, die ich zu ihrer Beantwortung brauchte.

Sonne scheint durch das Fenster des Therapieraums. Überall liegen bunte Holzspielsachen herum und Bilderbücher. Auf der Kommode aus Birkenholz sitzt eine Puppe, in einer Kiste stapeln sich Kuscheltiere. Auf dem Fensterbrett stehen Pflanzen und in einer Ecke des Zimmers blubbert ein Aquarium. Alles wirkt hell, geschmackvoll und sympathisch. Frau Weissenböck, die auch als Therapeutin von Kindern und Jugendlichen arbeitet, hat mir einen Kaffee zubereitet, in einer hübschen Porzellantasse mit Blümchen. Ich fühle mich verwöhnt und schlucke meine letzten Schluchzer hinunter. Meine Augen sind geschwollen vom Weinen, in meinen Händen halte ich ein Knäuel von gebrauchten Taschentüchern. Neben mir auf der Couch schlummert friedlich mein Baby.

»**Einmal** die Woche will ich ein paar Stunden für mich haben! Nur **einmal**! Ist das wirklich zu viel verlangt?«, stoße ich frustriert hervor.

Ich bin in Begleitung meines kleinen Sohnes zur Therapie gekommen, weil mein Lebensgefährte, dessen berufliche Zeiteinteilung vergleichsweise flexibel ist, vergessen hat, dass er auf unseren kleinen Sohn aufpassen soll und genau in der Zeit meiner Therapiestunde eine wichtige Besprechung hat. Dabei müsste er doch wissen, wie wichtig die Therapie für mich ist, gerade jetzt! Jedes Mal genieße ich es in vollen Zügen, **allein** mit dem Fahrrad zur S-Bahn zu fahren, in Ruhe aus dem Fenster des fahrenden Zuges zu blicken, mich nicht darum sorgen zu müssen, ob meinem Kind zu kalt ist oder zu heiß, ob es Hunger hat oder schlafen möchte. Solche »Ausflüge« zu meiner Therapeutin sind mittlerweile so erholsam für mich wie früher ein Ferientag in einer Super-Luxus-Spa-Therme: Ich finde es himmlisch, nicht zu kommunizieren, in die Stille um mich herum einzutauchen und passiv auf die Welt zu schauen.

Glücklicherweise ist Frau Weissenböck so flexibel, dass sie im Gegensatz zu den meisten ihrer Kollegen zur Not auch Frauen gemeinsam mit ihren Kindern zur Therapie empfängt. Sie ist der Ansicht, es sei besser, den Frauen diese Art von Behandlung anzubieten, als gar keine. Dennoch gehe ich lieber ohne meinen Sohn zu meiner Therapeutin – ich möchte, dass die Therapie **meins** ist, nur für mich, für mich allein. Warum kann mein Freund das nicht akzeptieren? Wieso hat mein Bedürfnis nicht wenigstens so viel Bedeutung für ihn, dass es ihm **einmal** pro Woche gelingt, sich danach zu richten?

Frau Weissenböck sieht mich gleichzeitig mitfühlend und ernst an. Wir sprechen weiter, bis sie energisch sagt: »Nein, so geht das nicht weiter! Ab heute haben **alle** Ihre Termine genau so viel Bedeutung wie die Ihres Lebensgefährten. Dabei ist es egal, was für Termine das sind: ein Friseurtermin, eine berufliche Angelegenheit, ein Kinobesuch mit einer Freundin. Okay?«

Ich lache: »Na, da wird mein Freund sich aber schön bedanken... Wenn mein Friseurtermin genauso wichtig ist wie seine Sitzungen.«

Frau Weissenböck lächelt auch, beharrt aber auf ihrer Meinung: »Das setzen Sie jetzt durch, Frau Schrimpf. Ich bin mir sicher, es wird Ihnen gelingen.«

Die Unterhaltung und Frau Weissenböcks Intervention mögen sich banal anhören, für mich aber war die Erkenntnis, die ich dadurch gewann, bahnbrechend: Ich verstand endlich, dass ich auch als Mutter in der Elternzeit das Recht darauf hatte, auf meinen Bedürfnissen und Wünschen zu bestehen, selbst wenn sie nicht oder nicht direkt relevant für meine berufliche Karriere oder für die finanzielle Situation der Familie waren.

Als ich meinem Lebensgefährten abends von dem Gespräch mit Frau Weissenböck erzählte, zeigte er mir in der Tat zuerst lachend einen Vogel. Da er aber glücklicherweise ein aufgeschlossener, emanzipierter Mann ist, der meine Meinungen und Gefühle ernst nimmt, dachte er später offensichtlich über Frau Weissenböcks und meine Forderung nach und versuchte, sie umzusetzen. Jedenfalls konnte ich seitdem jedes Mal allein zur Therapie gehen und musste unseren Sohn nicht mehr mitnehmen.

Das Erlebnis zeigt gut, dass die Einsichten durch die Therapie nicht von umwälzender und tiefschürfender Bedeutung sein müssen. Es geht vielmehr darum, dass ein kompetenter Therapeut, dem man vertraut, einem zum richtigen Zeitpunkt den passenden Hinweis gibt beziehungsweise dass er einen dazu bringt, selbst zu einer bestimmten Erkenntnis zu kommen. Ich könnte diesbezüglich noch viele andere Erlebnisse erzählen.

Einmal diskutierten Frau Weissenböck und ich zum Beispiel darüber, ob es möglich für mich sei, dass ich mir zweimal am Tag 15 Minuten Zeit nähme, um mich zu meinem kleinen Sohn auf seine Spieldecke zu legen und ihm beim Spielen zuzusehen. Einmal vormittags und einmal nachmittags. Ich sollte dann nicht mit ihm spielen, ihm vorlesen oder Lieder für ihn singen, auch nicht nebenbei Wäsche aufhängen oder in einem Buch blättern, sondern einfach nur da sein, mit meinem Kind, für uns. Ich weiß noch genau, wie unvorstellbar das für mich damals war: 15 Minuten **nichts** tun! Ich argumentierte und rechtete und handelte Frau Weissenböck schließlich auf zweimal 10 Minuten am Tag herunter.

Das muss man sich mal vorstellen! Ich war so besessen von meinem seltsam verdrehten, nahezu pathologischem Leistungsethos, dass ich mich nicht dazu imstande sah, eine halbe Stunde pro Tag **nichts** zu tun, was in Wahrheit nicht **nichts** war, sondern sehr viel, denn ich war in der Zeit bei und mit meinem kleinen Sohn zusammen, genoss seine Existenz und unsere Beziehung.

Noch heute ist die damalige langwierige Debatte mit meiner Therapeutin mir ein warnendes Symbol für die krankhafte Rastlosigkeit, zu der ich im Allgemeinen neige und die während meiner postpartalen Depression ihren Höhepunkt erreichte. Heute kann ich darüber lachen und heute bin ich auch von mir aus, ohne die Hilfe eines Therapeuten, dazu fähig, mir solche notwendigen Auszeiten zu nehmen. Aber damals hätte ich das allein ganz sicher nicht gekonnt.

Der entscheidende Impuls, der mich aus meinem Rückfall in die Depression im Spätfrühling 2011 herausholte, ging ebenfalls von Frau Weissenböck aus. Als ich ihr von meinen andauernden schweren Gedanken und meinem Wunsch zu sterben erzählte, gab sie mir auf ihre wohltuend entschiedene Art und Weise den Auftrag: »Ab heute schaffen Sie sich jeden Tag ein Highlight. Sie gehen ins Museum, bummeln, besuchen ein Kaffeehaus, spazieren im Schlosspark, was immer. Aber Sie tun **jeden** Tag etwas Besonderes, etwas, das Sie sich unter normalen Umständen nicht erlauben würden. Sie müssen unbedingt raus, in die Welt, sonst verkümmern Sie.«

Zu dem damaligen Zeitpunkt war ich so verzweifelt und mutlos, dass ich Frau Weissenböck nicht widersprach, obwohl mir ihr Plan widersinnig erschien. Wieso sollte ich mir jeden Tag den Luxus erlauben, mich »sinnlos« zu amüsieren, obwohl ich eine depressive Niete war? Eine Flasche, wie mein Vater früher gern sagte, eine Pflaume, ein Nichts. Womit hatte ich das verdient?

Dennoch befolgte ich den Rat meiner Therapeutin, vermutlich, weil ich mir nicht anders zu helfen wusste, und weil mir mein persönliches »nichtiges Privatvergnügen« immerhin von einer Autoritätsperson verschrieben worden war.

Wieder wirkte Frau Weissenböcks scheinbar so einfacher und naheliegender Hinweis Wunder! Jeder Mensch, der an einer Depression gelitten hat, wird mir bestätigen, was für ein fantastisches Gefühl es ist, endlich wieder über den Tellerrand seines eigenen scheinbar trübsinnigen Lebens zu blicken und das Gefühl zu haben, etwas vom Treiben der restlichen Welt wahrzunehmen und zu spüren. Ich weiß noch genau, wie ich bei meinem ersten »verordneten« Ausflug mit meinem kleinen Sohn in einem an sich hässlichen Café in der U-Bahn-Unterführung am Wiener Karlsplatz saß. Mein Sohn hatte gerade getrunken, hing zufrieden und satt in meinen Armen und betrachtete seelenruhig die Welt. Ich selbst hatte mir einen Kaffee bestellt und einen Muffin, den ich mit gutem Appetit verspeiste, einfach so, mitten am Vormittag. Ein Strom verschiedenster Menschen zog an uns vorbei, ältere Damen mit grünen Lodenmänteln und Federhüten, Dealer in zerrissener Kleidung, gehetzte Mütter mit Kleinkindern, Touristen in Regenjacken und mit Rucksäcken auf dem Rücken. Was ich sah, war weder besonders schön noch wahnsinnig interessant oder weltbewegend, aber es war das Leben! Mit einem Mal fühlte ich mich wieder wie ein Teil davon.

Bist du VER-RÜCKT?
~ Noch ein Kind

»Hast Du schon gehört? Sie ist wieder im Krankenhaus«, ich lese die kurze Mailnachricht meiner Freundin und bekomme sofort eine Gänsehaut. Oh nein, die Arme!, denke ich. Meine Finger zittern, ich muss sie festhalten. Ich sehe die Frau vor mir, blass und weinend im Krankenhauszimmer, ihr frisch geborenes Baby neben sich. Noch einmal hat es sie erwischt! Das darf nicht wahr sein. Ich friere.

Die Frau ist dynamisch, eigenwillig, Ende 30, Apothekerin. Erst relativ spät hat sie ihr erstes Kind bekommen und ist nach der Geburt an einer postpartalen Depression erkrankt. Zusammen mit meiner Freundin habe ich vor einiger Zeit ein Interview mit ihr über ihre Erkrankung geführt. Sie war damals hochschwanger mit ihrem zweiten Kind und bewunderungswürdig optimistisch gestimmt. Voller überbordender Energie sprang sie durch ihre Wohnung, servierte uns Kekse, Obst und Kaffee, holte unseren Kindern Spielzeug und Bilderbücher herbei und erzählte von sich und ihrer postpartalen Krise, als sei das alles längst ferne Vergangenheit. Abgeschlossen und vorbei. Als könnte ihr so etwas nie mehr passieren!

Meine Freundin und ich waren damals überwältigt davon, dass man als ehemals Betroffene so positiv und angstfrei eine weitere Schwangerschaft erleben konnte. Wir beide waren noch lange nicht an dem Punkt, an dem wir es uns auch nur vorstellen konnten, ein weiteres Kind zu bekommen, gerade weil wir befürchteten, erneut zu erkranken.

Die Frau erzählte uns damals, sie habe alle Medikamente abgesetzt, weil sie prinzipiell nichts davon halte, Medikamente einzunehmen, wenn man schwanger sei. Außerdem fühle sie sich so gesund und stabil wie noch nie in ihrem Leben und brauche die Antidepressiva nicht mehr. Sie sei bestens gewappnet, um einer weiteren Depression zu trotzen. Einiges wolle sie nun anders angehen als nach der Geburt ihres ersten Kindes: Sie werde nicht mehr auf Teufel komm raus stillen, mehr Aufgaben delegieren und darauf achten, dass sie ausreichend schlafe, sich von ihrer Schwiegermutter abgrenzen und so weiter. Es hörte sich alles so gut an! So vernünftig und sicher.

Ich gehe in die Küche, immer noch zitternd, und gieße mir einen grünen Tee auf. Der Wasserkocher röchelt. Meine Blicke schweifen durch die Küche, in der Obstschale liegt eine braun gefleckte Banane. Immer wieder sehe ich die Station im Allgemeinen Krankenhaus Wien vor mir, auf der die Frau jetzt ist. Das Neonlicht, die blassen Gestalten, die dort herumlaufen, die Plastikmöbel, den dicken Zigarettenrauch, der aus dem Raucherbereich quillt.

»Die Arme«, murmele ich leise vor mich hin.

Ich greife zu meinem Handy, versuche, meine Freundin anzurufen, die mir die Nachricht geschickt hat. Weiß sie noch mehr? Kann die Frau stillen? Schlafen? Wie geht es dem Baby? Ich fühle so mit ihr mit, als sei ich selbst gerade eingeliefert worden. Meine Freundin geht nicht ans Telefon. Ich schenke mir eine Tasse Tee ein, Dampf steigt hoch.

Warum hat sie es nicht geschafft? Weshalb ist sie wieder ins Krankenhaus gekommen? Wieder mit der Diagnose »postpartale Depression«? Unzählige Fragen rasen durch meinen Kopf.

Nicht nur das Mitgefühl für die Betroffene beschäftigt mich, sondern auch die Sorge um mich selbst und meine Familie: Immer wieder habe ich in der letzten Zeit mit dem Gedanken gespielt, noch ein Kind mit meinem Lebensgefährten zu bekommen. Aber um nichts in der Welt will ich noch einmal an einer Depression erkranken!

Wenn die Frau es nicht geschafft hat, der Krankheit zu entkommen, warum sollte es mir dann gelingen? Ich sehe aus dem Küchenfenster, eine riesige Krähe hüpft auf dem Rasen herum.

Warum müssen manche Menschen so gestraft sein? Warum können wir nicht einfach glücklich sein? Wie die anderen?

⁓

Lange Zeit habe ich nach der Geburt meines zweiten Sohnes gedacht, wenn ich schwangere Frauen gesehen habe oder Mütter mit kleinen Babys: Zum Glück liegt diese Zeit hinter mir! Obwohl ich mir, seitdem ich denken kann, immer drei Kinder gewünscht habe und, nach der Geburt von zwei Jungen, die Sehnsucht nach einem kleinen Mädchen langsam, aber stetig in mir gewachsen ist, konnte ich mir lange nicht vorstellen, noch ein Kind zu bekommen. Zu groß war meine Erleichterung darüber, dass ich endlich mit der schlimmen Zeit abgeschlossen und – neben meiner Familie – mit dem Schreiben einen Sinn und ein Ziel in meinem Leben gefunden hatte, die mich erfüllen.

Zudem bin ich eine der Frauen, die sich als Schwangere nicht besonders wohl fühlen – um es vorsichtig zu formulieren. Mir war jedes Mal in den ersten Monaten dauerschlecht und ich knabberte ständig an etwas Essbarem herum, weil ich nur so meine Übelkeit besänftigen konnte. Dabei mutierte ich immer mehr zu einem bewegungsunfähigen Walross. Wenn ich an einer Schaufensterscheibe vorbeilief, erkannte ich mich selbst nicht mehr im Spiegel. Einer meiner Freunde sagte treffend zu mir, als er mich hochschwanger nach längerer Zeit wiedersah: »Na, du hast dich ja gut getarnt!«, was mich damals sehr zum Lachen brachte.

Aber schön war's trotzdem nicht.

Ich hatte keine Lust mehr auf Sex, ganz egal wie wunderbar durchblutet mein Unterleib angeblich war. Meine Beine, Hände und mein Gesicht lagerten Tonnen von Wasser ein, sodass ich mich irgendwann wie ein verunstalteter Elefantenmensch fühlte. Ich bekam in den unmöglichsten Bereichen Krampfadern, litt an Rückenschmerzen, und mein Beckenboden war spätestens bei der zweiten Schwangerschaft so ausgeleiert, dass ich ständig auf die Toilette rennen musste. Ich fand mich weder schöner noch weiblicher, noch fühlte ich mich besonders verbunden mit der Natur, den Lebenskreisen oder mit wem oder was auch immer. Ich erlebte das Wachsen meiner Kinder in meinem Bauch auch nicht als unvergleichliches Wunder, das mich jeden Tag von Neuem vom Hocker riss. Ich weiß, dass es diese Frauen gibt, und ich beneide sie: die sich in ihrer Schwangerschaft so glücklich und vollständig fühlen wie noch nie in ihrem Leben. Erfüllt von **dem** ultimativen Lebenssinn: einem Kind das Leben zu schenken! Ich mag es, diese Frauen anzusehen; ich spüre oft eine Art von seltsamem Zauber, der sie umschwebt – es ist mir egal, wenn das kitschig kling. Aber ich selbst gehöre nicht zu ihnen.

Ich habe mich beispielsweise auch nie nach dem Zustand der Schwangerschaft zurückgesehnt. Als meine Hebamme mich ein paar Tage nach der Geburt meines ersten Sohnes fragte: »Fühlst du dich auch nicht leer? Verlassen? So ohne Kind im Bauch?«, dachte ich zuerst, ich hätte sie akustisch falsch verstanden.

»Was meinst du?«, fragte ich nach.

Als die Hebamme ihre Frage wiederholte, brach ich in schallendes Lachen aus: »Zurücksehnen? Nach der Schwangerschaft? Ich?«

Im Gegenteil! Ich genoss es aus voller Seele, meinen Körper wieder für mich allein zu haben. Auf dem Bauch schlafen zu können. Nicht mehr so dick und unbeweglich zu sein. Nicht mehr ständig darüber nachzudenken, ob das, was mir widerfuhr – Infektionen oder körperlicher und psychischer Stress –, oder das, was ich machte – Sport, die Einnahme von bestimmten Medikamenten oder Nahrungsmitteln –, dem Kind in meinem Bauch schaden könnte. Ich liebte es, wieder **nur** für mich sein zu können, ohne immer auf meinen Bauch zu horchen und nachzufühlen: Bewegt sich das Baby regelmäßig? Hat es Schluckauf? Geht es ihm gut? Ich fand es großartig, wieder Absatzschuhe zu tragen und mich nicht mehr in unförmigen Schwangerschaftskleidern verstecken zu müssen. Außerdem fand ich es viel schöner, konkreter, intensiver, meinen Kindern leibhaftig zu begegnen, von Angesicht zu Angesicht, als sie »nur« in meinem Bauch zu spüren. Natürlich ist es ein außergewöhnliches Gefühl, wenn sich die Kinder im Bauch bewegen, aber sie anzusehen und zu berühren, ihnen direkt körperlich nahe zu sein und ihre Reaktionen auf meine Worte zu sehen, in ihre Augen blicken zu können, die Händchen und Füßchen zu streicheln, ihre zerbrechlichen Körper und winzigen Greisengesichter zu studieren, mich fragend, wem sie vielleicht ähnelten – das alles war für mich ungleich beglückender als meine beiden Schwangerschaften.

Bin ich deshalb eine schlechtere Mutter? Spricht meine tendenziell negative Stimmung während der Schwangerschaft dafür, dass mein Kinderwunsch ambivalent war, dass ich also unterdrückte negative Gefühle in mir trug gegenüber der Vorstellung, Mutter zu werden? Es gibt Forscher, die das behaupten. Ihrer Meinung nach haben zum Beispiel Frauen, die an schlimmer Schwangerschaftsübelkeit leiden, tendenziell zwiespältige Gefühle gegenüber dem Kind, das in ihnen wächst.

Ich persönlich glaube, dass das Quatsch ist. Meine beiden Kinder waren und sind absolute Wunschkinder, und ich habe noch nie auch nur einen Moment bereut, sie bekommen zu haben.

Prädestiniert mich meine Abneigung gegenüber dem Zustand der Schwangerschaft für eine postpartale Depression? Auch das ist Unsinn, denke ich. Zwar stimmt es, dass sich eine postpartale Depression häufig schon während der Schwangerschaft ankündigt, andererseits gibt es aber viele Frauen, die sehr glücklich und optimistisch während ihrer Schwangerschaft sind und dennoch nach der Geburt an einer Depression erkranken.

Was stimmt, ist die Tatsache, dass eine Frau, die bereits einmal an einer postpartalen Depression erkrankt ist, mit einer größeren Wahrscheinlichkeit wieder erkrankt, wenn sie noch ein Kind bekommt, als eine gesunde Frau.

»Ist es da vernünftig, dennoch eine weitere Schwangerschaft zu planen?«, fragen Betroffene immer wieder sich selbst, ihre Ärzte und Hebammen. Auch ich habe das getan und tue es immer noch. Sollte man andererseits auf weitere Kinder verzichten, nur aus Furcht, man könne noch einmal in eine Krise stürzen?

Glücklicherweise haben Betroffene viele Möglichkeiten, präventiv für sich zu sorgen. Es gibt, wie ich bereits geschrieben habe (siehe auch ab Seite 86), die Möglichkeit, während der Schwangerschaft und Stillzeit Antidepressiva zu nehmen, die die Frau davor schützen, erneut depressiv zu werden, und die dem Fötus nachweislich nicht schaden. Ebenso weiß eine Frau, die bereits eine postpartale Krise durchgemacht und diese nicht nur medizinisch, sondern auch therapeutisch behandelt und verarbeitet hat, auf welche Warnzeichen sie zu achten hat, und wie sie sich verhalten sollte, wenn sie fühlt, dass sie wieder in depressive Verhaltensweisen zurückfällt.

»Ich werde oft gefragt, ob es bei der nächsten Schwangerschaft wieder so wird. Die Frauen haben viel Angst davor, sie könnten wieder genauso abstürzen wie beim ersten Mal. Ich erarbeite dann mit den Frauen, dass das auch eine Ressource ist: das, was sie durch ihre Krise erlernt haben. Sie haben irrsinnig viel kennengelernt, auch, die Anzeichen wahrzunehmen: Woran erkenne ich, dass es beginnt, mir schlecht zu gehen? Das weiß ich sonst oft nicht. Das wissen viele Menschen nicht! (…) Die Mutter, die bereits einmal an einer postpartalen Depression erkrankt ist, hat schon Ressourcen. Sie hat ein Netzwerk aufgebaut. Sie weiß, wohin sie sich wenden kann. Sie weiß, was ihr hilft, zum Beispiel, dass man das Kind auch mal auslagert und richtig schläft. Auch sonst hat sie Dinge gelernt, die man schnell organisieren kann: Termine mit der Therapeutin vereinbaren und so weiter. Daher kann es gar nicht mehr so werden, wie es einmal war, und das passiert auch nicht.«[65], äußert Maria Weissenböck dazu.

Warum hatte es unsere Interviewpartnerin dann aber doch wieder erwischt? Weshalb gibt es Frauen, die drei Kinder und mehr bekommen und jedes Mal an einer Depression erkranken? Andererseits höre ich von Frauen, denen es gelingt, der nochmaligen Erkrankung zu entgehen, oft auch, weil sie sich dafür entscheiden, während und nach der nächsten Schwangerschaft Antidepressiva einzunehmen.

Es stimmt, was meine Therapeutin sagt: Ich selbst kann heute so selbstsicher und kompetent mit meiner Gefühls- und Stimmungswelt umgehen wie noch nie in meinem Leben. Wenn ich merke, dass ich überdurchschnittlich nervös bin, immer wieder die gleichen dunklen Gedanken habe, beginne, schlecht zu schlafen, übertrieben streng und kritisch mit mir selbst bin oder leichter als sonst die Nerven verliere, weil meine Kinder zu laut sind oder zu frech, erkenne ich fast immer rechtzeitig, dass es an der Zeit ist, mich mehr um mich selbst zu kümmern: Ich sorge dann dafür, dass ich mal wieder aus dem Haus komme, gehe ins Theater oder ins Kino, treffe eine Freundin, treibe Sport, gönne mir einen Faulenz-Vormittag, kaufe mir ein gutes Buch, gehe spazieren, versuche, die Augen für die Welt zu öffnen und mich nicht immer nur um mich selbst und mein scheinbares Unglück zu drehen. Wenn das alles nichts hilft, was selten der Fall ist, spreche ich mit meinem Lebensgefährten und sage ihm, dass ich an der Grenze meiner Leistungsfähigkeit und Nervenkraft anzukommen drohe. Dass ich vorläufig seine vermehrte Unterstützung mit den Kindern und bei den anderen Aufgaben des familiären Alltags brauche.

Wenn es ganz schlimm wird, rufe ich meine Therapeutin an und vereinbare einen Termin mit ihr. Schon längere Zeit mache ich keine richtige Therapie mehr bei ihr, aber wir haben verabredet, dass ich mich bei ihr melden kann, wenn ich ein Problem habe, das ich mit ihr besprechen möchte. Das mache ich ab und zu, ungefähr zweimal im Jahr. Das Gefühl ist für mich ein wichtiger Stütz- und Angelpunkt in meinem jetzigen Leben: zu wissen, dass ich drei sympathische und kompetente Fachfrauen in Wien kenne, an die ich mich jederzeit wenden kann, wenn ich wieder psychische Probleme habe – die beiden Ärztinnen und die Therapeutin, denen dieses Buch gewidmet ist. Deshalb weiß ich auch eins bestimmt: Ich werde **nie mehr** schwanger umziehen, sondern mein potenzielles drittes Kind in jedem Fall in einer vertrauten Umgebung bekommen.

Aber reicht das alles, zusammen mit meiner Entscheidung, weiterhin Antidepressiva zu nehmen, um mich vor einer nochmaligen postpartalen Depression zu bewahren?

Man kann nicht alles planen!

Das ist eine Erfahrung, die ich lange nur schwer akzeptieren konnte. Aber nichts in meinem Leben hat mich so sehr gelehrt, dass dieser Grundsatz stimmt, wie die Erfahrung, Kinder zu haben: Ob sie kommen, wann sie kommen, wie sie sein werden, wann sie schlafen, wann sie krank werden – das alles ist nicht oder kaum planbar. Und das ist auch eine wunderbare, erleichternde Erfahrung! Für mich. Ein bisschen mehr loszulassen, sich dem Leben mehr hinzugeben, zu akzeptieren, dass sich unsere Kinder der Forderung nach absoluter Machbarkeit und totaler Kontrolle, nach Allmacht entziehen. Deswegen mag ich auch das Pascal zugeschriebene Bonmot: »Weißt du, wie du Gott zum Lachen bringen kannst? Erzähl ihm von deinen Plänen.«

Mein Lebensgefährte und ich wissen heute, dass wir uns noch ein Kind wünschen. Demnächst kann es losgehen, wenn wir beide Lust haben. Im Sommer zum Beispiel.

Aber vielleicht klappt es gar nicht mehr?

Oder es wird wieder ein Junge?

Vielleicht bekomme ich ein krankes Kind?

Vielleicht werde ich mit einem Mal die glücklichste Schwangere aller Zeiten sein? Vielleicht werde ich eine Fehlgeburt haben?

Vielleicht werden es Zwillinge?

Vielleicht werde ich wieder depressiv?

Vielleicht nicht?

Wer weiß?

Wer weiß!

Die im Dunkeln ⌢
Von Frauen, die still leiden

Ich weiß, dass ich eine privilegierte Frau bin. Eine, die im Licht steht. Unauffällig, am Rand zwar, aber doch im Licht. Geboren in einem Wohlstandsland, Tochter von Akademikern, aufgewachsen in einem kleinbürgerlichen Berliner Randbezirk, studierte Literaturwissenschaftlerin, Frau eines Wissenschaftlers, wohnend am wohlhabenden Stadtrand von Wien.

Auch in meiner Erkrankung war ich privilegiert: Ich hatte den notwendigen Hintergrund und die Selbstreflexion, um zu erkennen, was mit mir geschah, und ich wusste, was zu tun war. Ich recherchierte im Internet, kontaktierte die verantwortlichen Spezialisten, überredete die behandelnde Ärztin im Krankenhaus, mich sofort mit Kind aufzunehmen und mich nicht wieder nach Hause zu schicken. Auch hatte ich das Glück, auf sympathische Fachfrauen zu treffen, mit denen ich mich gut verstand.

Ich las haufenweise Bücher zum Thema, suchte mir eine kompetente Therapeutin, ging zu Selbsthilfegruppen, beschloss, die schwere Phase meines Lebens kreativ zu nutzen und ein Buch über meine Erkrankung zu schreiben.

Ich hatte und habe immer einen Mann an meiner Seite, der meine Gefühle zwar teilweise bis heute nicht nachvollziehen kann, der sie aber akzeptiert und respektiert und mir tatkräftig und treu unter die Arme gegriffen hat, als ich kaum noch leben konnte noch wollte.

Ich bin mir dessen bewusst, dass es zahllose andere Frauen gibt, die dieses »Glück im Unglück« nicht haben. Die nicht wissen, was mit ihnen geschieht, wenn sie nach der Entbindung ihres Kindes von Verzweiflung gepackt werden. Die keine gute Schul- und

Berufsausbildung haben, unzureichend informiert sind, noch nie von der postpartalen Depression gehört haben. Die keine Hilfe suchen, weil sie nicht wissen, dass sie welche brauchen – oder dass es welche gibt. Die nicht von einem Partner oder ihrer Familie unterstützt werden. Die keinen haben, an den sie sich wenden können. Die – weil sie zum Beispiel alleinerziehend sind – sich die Krankheit nicht einmal zugestehen können, sondern immer weitermachen, am Rande ihrer Kräfte, oft allein schon aus finanziellen Gründen.

Frauen, die fortan ein Leben führen wie gefangen in einem dunklen Tunnel, zusammen mit ihrem Kind. Die denken, dass es wahrscheinlich einfach so ist, das Leben als Mutter. Dass es so sein muss. Freudlos und grau.

Das sind Frauen, die in keiner Statistik erfasst werden, weil niemand von ihnen weiß. Die im Dunkeln stehen. Denn die postpartale Depression ist keine Wohlstandserkrankung. Frau Dr. Reiner-Lawugger sagt dazu: »Ich bin überzeugt davon, dass wir die andere Gruppe nicht erreichen. Ich glaube nicht, dass das eine Wohlstandserkrankung ist! Denn wenn Frauen zu mir kommen aus dieser anderen Gesellschaftsgruppe, dann sind sie genauso betroffen. Diese Fälle sind in der Arbeit sogar deutlich schwieriger, weil noch so viele soziale Probleme dazukommen. Der ganze sozialpsychiatrische Aspekt kommt in dieser Gruppe noch viel mehr zum Tragen als in der Oberschichtfamilie, wo man sagen kann: ›OK, bitte nehmen Sie sich eine Babysitterin.‹ oder ›Melden Sie sich beim Omadienst an.‹ Da ist das alles machbar, auch wenn die Betroffenen sich vielleicht überlegen müssen: ›Na gut, jetzt werden wir vielleicht ein bisschen das Konto überziehen.‹ oder ›Dann borgen wir uns halt Geld aus.‹ Irgendwie beschaffen sie das Geld. Während es andere gesellschaftliche Situationen gibt, wo das gar nicht geht. Da bestehen ganz andere Rahmenstrukturen. Ich bin überzeugt davon, dass wir diese Gruppe nicht erreichen.«[66]

Von den Frauen im Dunkeln habe ich nicht erzählt, in meinem Buch. Oder wenn, dann nur am Rande, mit einer Ahnung. Weil ich nichts von ihnen weiß oder viel zu wenig. Weil wir alle kaum etwas von ihnen wissen.

Ich wünsche mir, dass auch diese Frauen irgendwie und irgendwann mein Buch in ihren Händen halten. Oder, besser: dass eine von ihnen die Kraft und den Mut findet, selbst in die Öffentlichkeit zu gehen. Dass sie ein Interview gibt oder etwas schreibt, über sich und ihr Leben als traurige Mutter. Das wäre ein Traum, von mir: Dass auch diese Frauen sich ins Licht stellen, wie ich es mit diesem Buch getan habe. Selbst, wenn es wehtun kann und Mut kostet.

Epilog
Nachhausekommen

Als ich relativ frisch aus dem Krankenhaus entlassen worden war, fand ich im Internet eine Ausschreibung zum Thema »Herzblut«. Eine österreichische Literaturzeitschrift suchte kurze Prosatexte. Spontan entschied ich mich teilzunehmen und schrieb den nachfolgenden **fiktionalen** Text über eine Frau, die an einer postpartalen Depression erkrankt ist. Zwar wurde der Text nicht angenommen, aber mir ist er dennoch wichtig. Auf Lesungen trage ich ihn zusammen mit Auszügen aus meinem Buch vor, was jedes Mal ein berührender Moment ist, für die Zuhörer und für mich. Deswegen möchte ich ihn auch hier zitieren.

Wichtig ist mir zu betonen, dass ich selbst nicht das Vorbild für die Protagonistin bin, auch wenn es einige Parallelen gibt.

Die dazugehörige Illustration hat meine Wiener Freundin und Malerin Hana Kuchlerova angefertigt.

Nachhausekommen. Das ist kein Nachhausekommen. Das ist ein Fremdsein. Ein einziges. Sie findet die Straßen nicht. Die hohen Häuser beugen sich über sie. Verdecken die Sicht. Freust du dich? Fragt der Mann. Sie verzieht keine Miene. Das muss ein Witz sein. Und nein, sie möchte kein Kipferl. Der Sohn mampft und lacht, sein Hosenstall steht offen. Das Baby schläft. Sie war die ganze Nacht wach. Fast. Die ganze Nacht. Stillen, wickeln, eincremen, das Baby hat Ekzeme. Die Frau möchte sich hinlegen, auf eine Bank.

Dann kommen sie zum Haus. Hässlich ist das.

So.

Abendbrot bereiten, Brot mit Salami und Tomaten. Die Kinder ins Bett. Lange kann das Baby nicht einschlafen. Der Mann am Computer, sie im Wohnzimmer.

Ihre Brustwarzen schmerzen, zwei knallrot entzündete Stummel. Die Frau muss sie eincremen. Sie empfindet Ekel. Die Frau läuft durch die Straßen. Beginnt zu rennen. Stolpert. Ihr ist schwindelig. Vor den Augen flimmert es. Der Abend kommt. Sie hat die Walkingstöcke mitgenommen. Mich durchpusten lassen, hat die Frau zu dem Mann gesagt. Das Baby hat geschrien. Der Sohn hat gespielt, mit Autos, ein Lärm.

Die Frau versucht, sich zu konzentrieren. Morgen einkaufen: Windeln, Nudeln, Waschmittel. Malen. Ein Aquarell? Die Tannen vor ihrem Haus. Am Anfang hat sie sie geliebt. Wind fegt ihr ins Gesicht. Es beginnt zu schneien. Die Frau hat ihre Handschuhe vergessen. Die Finger sind rot.

Das Haus ist dunkel und groß. Die Frau liegt auf dem Rücken. Sich entspannen. Die Beine zittern. Der Magen brennt. Sie muss aufs Klo. Kacken. Seit Tagen nichts als braungelbe flüssige Scheiße. Der Mann hat sich in die Decke eingerollt und schnarcht. Das Baby hat Schnupfen. Röchelt. Der Sohn schläft nebenan. Nur nicht die Frau. Schwitzt. An den Wänden Schattenmasken. Wenn sie jetzt nicht endlich schläft. Sie rüttelt an seiner Schulter. Er wacht kaum auf. Das wird schon. Der Sohn kommt ins Zimmer. Mama! Er drängelt sich an ihren Rücken.

Der Mann ist bei der Arbeit. Der Sohn im Kindergarten. Das Baby schreit. Die Frau trägt es im Arm. Reibt ihre Nase an seinem warmen Hals. Is ja gut. Tränen stolpern über ihr Gesicht. Sie kann nicht sehen. Ihr T-Shirt ist nass. Draußen schneit es.

Weißwäsche waschen. Betten machen. Müll wegbringen. Einkaufen. Baby füttern. Baby wickeln. Baby schlafen legen. Baby tragen. Baby trösten.

Die Frau hat keine Kraft in den Armen. Legt das Baby auf das Sofa. Es schreit. Sie blickt in den Garten. Schwarze Stümpfe. Eine alte Frau. Die Heizung funktioniert nicht. Sie hat das Baby in zwei

Decken gewickelt. Es schreit. Sie sucht einen Schnuller. Beim Aufstehen wird ihr schwindelig.

Der Schnee pappt an den Kinderwagenreifen. Sie schiebt. Stößt. Atmet schwer. Der Sohn wirft einen Schneeball. Lacht. Komm! Mama. Sie kann nicht. Hör auf. Der Sohn rennt vor. Er hat rote Wangen. Lacht. Und rennt. Das Baby schläft. Wenn ein Auto käme.

Von Weitem zwei Feuerwehrwagen. Vor dem Haus. Ihr Herz rast. Die Waschmaschine! Neulich ist ein Kabel angeschmort. Der Mann hat sie gewarnt. Scheiße. Sie schiebt schneller. Mama? Der Sohn sucht ihre Hand. Sie findet sie nicht. Es riecht nach verbranntem Plastik. Ihr ist schlecht. Wir wohnen hier. Ein Auto hat gebrannt. In der Garage. Die Frau seufzt. Es stinkt.

Die Frau sitzt auf dem Sofa. Schaut hinaus in das Schwarze. Alles dreht sich.

Der Mann schläft.

Der Sohn schläft.

Das Baby schläft.

Die Frau hat den Schlafanzug gewechselt. Sie kann nicht denken. Sie zittert. Sich einen Tee machen. Rausgehen. Kalt.

Das Baby schreit, wütend. Schnappt mit dem Mund nach der Brust. Der Mund ist ein Scheunentor. Die Brust ein Lappen. Das Baby hat Hunger. Im Haus gegenüber flimmert ein Fernseher.

Der Mann schiebt den Kinderwagen. Die Frau geht auf hohen Stiefeln. Du siehst blendend aus. Keiner wird dir glauben. Ihr Gesicht hat zwei knallrote Flecken. Wie bei einem Clown.

Die Ärztin schaut auf die Reisetasche. Ja, die Frau nickt. Kann nichts mehr sehen. Das Baby. Es hat Hunger. Die silbernen Haare. Der Ärztin.

Das Bett ist ihr Feind.

Sie. Müssen. Hier. Nicht. Schlafen.

Die Frau hat Tropfen bekommen. Alles geschluckt. Das Baby schläft in einem Gitterbett. Wie im Gefängnis. Sie hört Musik.

Immer wieder kommt eine Krankenschwester. Das Notlicht brennt in den Augen. Alles klar? Ja. Aber ich kann nicht. Ja. Ein Feld-Wald-und-Wiesen-Fall.

Es dämmert. Das Baby schreit. Es will essen. Die Brust ist leer. Die Frau weint.

Die dicke Schwester macht eine Flasche. Der macht das super. Ihre kratzige Stimme. Das Baby trinkt gierig.

Die Frau steht auf dem Gang. Alles dreht sich. Sie muss sich hinsetzen. Auf den Boden.

Frau Magister, stehen Sie bitte auf. Frau Magister. Die Frau reagiert nicht. Wenn sie jetzt nicht endlich schläft ...

Die dicke Schwester bringt sie auf ihr Zimmer. Das Baby wird weggeschoben. Die Schwester reicht ihr eine Tablette. Ich schaue nach Ihnen.

Sie hat noch Angst.

Nachts schläft sie. Wacht auf. Zwölf Uhr. Zwei Uhr. Fünf Uhr. Stille Zeiten. Das Baby ist nicht da. Ihre Brust ist hart und klumpig. Die Frau bepackt sie mit Eis.

Tabletten. Am Morgen. Am Nachmittag. Am Abend. Der Kaffee schmeckt. Es ist ein bisschen wärmer. Sie setzt sich auf eine Bank. Ein Baum steht dort. Ein Mann gibt ihr eine Zigarette.

Der Sohn kommt sie besuchen. Die Sonne scheint in seine Augen. Schaukelst du? Er lacht. Das Baby schläft im Kinderwagen. So lieb! Sagen die. Der Mann ist blass. Ich verstehe das nicht. Du. Hast. Doch. Alles. Die Frau schweigt.

Die Frau hat geschlafen. Eine ganze Nacht. Ohne Pause. Sie schüttelt den Kopf. Sieht sich beim Zähneputzen im Spiegel. Ohne Schminke. Die Haare muss sie waschen. Die anderen sitzen im Gemeinschaftsraum. Hast du gut geschlafen?

Ja. Die Frau lächelt.

Wenn du möchtest, wir machen heute Abend Obstsalat.

Der hat schmutzige Finger. Und Pickel im Gesicht. Die sitzt vor der Vollspektrumlampe. Mit geföhnten Haaren.

Sie isst eine Brötchenhälfte. Mit Butter und Honig.

Am Nachmittag wandert die Frau durch die Stadt. Die sie nicht kennt. Das Baby liegt im Kinderwagen. Eingepackt. Es ist wieder kälter geworden. Die Luft brennt auf ihren Wangen. Die Frau setzt sich in ein Kaffeehaus und bestellt einen Tee. Das Baby nimmt sie auf den Arm. Hoffentlich stillen Sie noch? Das ist ja so wichtig für die kleinen Murkel! Eine Frau mit pinkfarbenem Lippenstift und dickem Busen lacht. Es sticht in ihrer Brust.

Mama, malst du mir ein Bild? Der Sohn schaut sie an, die Brille verrutscht. Was der weiß! Sie fährt ihm durchs Haar. Nimmt die Filzer in die Hand.

Was? Soll ich dir malen?

Der Sohn stützt den Kopf in die Hand. Eine Seerobbe! Und ein Raumschiff.

Der graue Stift kratzt über das Papier. Der Sohn lacht. Die Abendklingel schrillt.

Am Stützpunkt. So heißt das hier. Abendessen. Pampebrot und Suppe. Der Sohn und die Frau kichern. Die Frau holt Äpfel, Joghurt, Schokolade.

Kuck mal, er möchte auch was. Der Sohn zeigt auf das Baby. Schokoladenverschmiert. Es hat Koboldaugen. Und einen platten Hinterkopf. Die Tür geht. Sorry, bin nicht früher losgekommen. Kalte Luft kommt rein.

Sie sieht den Mann an. Du erkennst mich nicht. Wieder.

Die Frau liegt im Bett. Am Tag. Das Baby ist bei ihr. Extreme chilling, hat sie gesagt. Zum Pfleger. Der hat gelacht. Das Baby gluckst. Sie streicht ihm über seinen Kopf. Äröh, macht er. Äröh, macht die Frau. Da lacht der Junge. Moritz. Das ist sein Name.

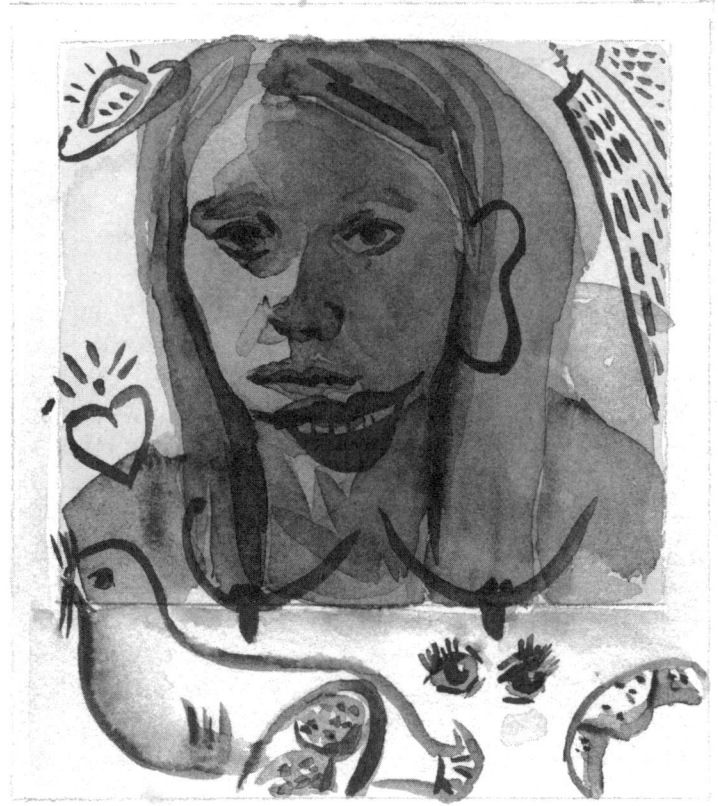

Illustration von Hana Kuchlerova

Wie Sie Hilfe finden ~
Tipps für die Therapeutensuche

Das, was mir gut getan hat – eine Verhaltenstherapie und die therapeutische Zusammenarbeit mit tendenziell pragmatischen, herzlichen und humorvollen Menschen – muss nicht gut sein für andere Betroffene. Je nach Charakter, Lebensgeschichte, beruflichem Hintergrund und familiärer Situation sollte jeder Betroffene für sich selbst herausfinden, welche Therapieform und welcher Therapeut für ihn richtig sind. Es gibt heute mannigfaltige Therapieformen – neben der erwähnten tiefenpsychologisch orientierten Gesprächstherapie und der klassischen und kognitiven Verhaltenstherapie zum Beispiel die Psychoanalyse, die Gestalttherapie, die Hypnosetherapie, die Gesprächstherapie, die Körpertherapie, die Kunsttherapie, die Musiktherapie, die Schreibtherapie und unzählige verschiedene Arten von Therapeuten, Psychologen, Psychiatern, Coachs, Berater, Mediatoren, die diese anbieten.

Angesichts dieses Überangebots ist es für jemanden, der sich auf dem Gebiet nicht auskennt, möglicherweise schwierig, die passende Therapieform und einen geeigneten Therapeuten zu finden. Nicht nur die Art der Therapie kann sich stark unterscheiden, sondern auch ihre Länge und die Frequenz der Therapiesitzungen. Bei einer Psychoanalyse ist es üblich, dass man sich mehrmals pro Woche sieht, bei den meisten anderen Therapien vereinbart man jedoch ungefähr ein wöchentliches Treffen. Eine sogenannte Langzeittherapie wird dann empfohlen, wenn die Probleme des Patienten gravierender Natur sind und nur über einen längeren Zeitraum bearbeitet werden können, wohingegen bei eher vorübergehenden Krisen wie einer Trennung oder akuten Problemen wie Mobbing am Arbeitsplatz und Ähnlichem eine Kurzzeittherapie sinnvoll und ausreichend sein kann. Bei der Entscheidung für eine passende Therapieform hilft der Therapeut, für den man sich entscheidet. Es kann aber auch sinnvoll sein, sich vorab bei entsprechenden Internetportalen und bei passenden Anlaufstellen beraten zu lassen. Einen geeigneten Link für die Therapeutensuche im Internet finden Sie im Anhang, Seite 220. Leider ist es oft schwierig, in einer akuten Krise unmittelbar einen Therapieplatz zu bekommen, da viele Therapeuten über mehrere Monate hinweg ausgebucht sind. Das ist in Deutschland ein großes Problem. Sollte es einem Betroffenen so schlecht gehen, dass er sich nicht in der Lage dazu sieht, ohne eine sofort einsetzende Therapie weiterzuleben, muss er das unbedingt offen thematisieren, wenn er bei der Therapeutensuche per Mail oder am Telefon mit Therapeuten kommuniziert. Ich habe oft den Eindruck, dass Betroffene ihre Probleme verharmlosen und sich nicht trauen, die Dringlichkeit ihres Anliegens ungeschönt zu äußern. Das ist jedoch sehr wichtig!

Darüber hinaus bleibt immer die Möglichkeit, dass der Betroffene sich vorübergehend auf eine Krisenstation eines Krankenhauses aufnehmen lässt, was allerdings ein großer Schritt ist, zu dem sich viele nicht durchringen können.

Wichtig ist auch zu wissen, dass ein Psychotherapeut in Deutschland keine Medikamente wie Antidepressiva verschreiben darf. Das können nur Psychiater tun. Sollte man als Betroffener den Eindruck haben, dass man Medikamente benötigt, um die schlimmste Krise zu überwinden, ist es sinnvoll, sich bei seinem Therapeuten nach einem geeigneten Psychiater zu erkunden, der die notwendigen Medikamente verschreiben wird. Die meisten Therapeuten kennen einen oder mehrere Psychiater, mit denen sie regelmäßig zusammenarbeiten. Sollte man noch keinen Therapeuten gefunden haben und auf der Suche nach einem Psychiater sein, kann es helfen, sich an einen entsprechenden Krisendienst oder eine Beratungsstelle zu wenden, die man zum Beispiel auch über die im Anhang genannte Internetadresse der Psychologenkammer recherchieren kann.

Einige Tipps, die Ihnen außerdem weiterhelfen sollen, sind die folgenden:

SUCHEN SIE UNTERSTÜTZUNG BEI EXPERTEN.
Lassen Sie sich auf jeden Fall in Beratungsstellen helfen, die auf das Thema Peripartalpsychiatrie spezialisiert sind, und von Psychiatern, die diesen Schwerpunkt haben.

LASSEN SIE EINE PSYCHIATRISCHE DIAGNOSE VON EINEM FACHARZT ERSTELLEN – UND VERTRAUEN SIE IHR.
Experimentieren Sie nicht wild herum: Mischen Sie nicht alle Therapieformen, die Ihnen interessant erscheinen, bunt durcheinander, von Hypnose bis Traumatherapie, sondern entscheiden Sie sich für **eine** Therapieform und arbeiten Sie konzentriert mit **einem** Therapeuten zusammen.

DENKEN SIE DARÜBER NACH, OB SIE LIEBER MIT EINEM THERAPEUTEN ODER MIT EINER THERAPEUTIN ARBEITEN MÖCHTEN.
Die meisten Menschen wissen instinktiv, ob sie in der Therapie lieber mit einem Mann oder mit einer Frau zusammenarbeiten möchten. Das kann verschiedene Gründe haben, zum Beispiel hat eine Frau möglicherweise das Gefühl, dringend ihre Vater-Beziehung aufarbeiten zu müssen und zu diesem Zwecke einen männlichen Therapeuten zu brauchen. Eine andere Frau aber, die an Magersucht leidet, spürt instinktiv, dass sie sich und ihre Probleme besser einer Frau anvertrauen kann als einem Mann.

BESUCHEN SIE MEHRERE VERSCHIEDENE THERAPEUTEN, BEVOR SIE SICH FÜR EINEN ENTSCHEIDEN.
In Deutschland ist es möglich, mehrere sogenannte probatorische Sitzungen bei verschiedenen Therapeuten zu machen, die von der Krankenkasse übernommen werden, bevor die Therapie offiziell beantragt wird.

In Österreich ist das Ganze leider komplizierter, weil Sie als Patientin hier oft den Löwenanteil selbst bezahlen müssen. Es ist dennoch wichtig, wenn irgend möglich, mehrere Therapeuten zu sehen: Erst im Vergleich erleben Sie, wie unterschiedlich Therapeuten und ihre Arbeitsweisen sind, und welche Art Ihnen am meisten liegt. Nur so können Sie entscheiden, bei welchem Therapeuten Sie eine Therapie machen möchten.

VERTRAUEN SIE IHREM INSTINKT.
Wenn Sie sich instinktiv nicht gut bei einem speziellen Therapeuten fühlen, dann vertrauen Sie Ihrem Gefühl und entscheiden Sie sich gegen ihn, selbst wenn objektive Gründe für ihn sprechen (Ausbildung, Zertifikate, persönliche oder professionelle Empfehlung).

GEHEN SIE REGELMÄSSIG ZUR THERAPIE UND NEHMEN SIE SIE ERNST.
Gerade in der ersten Zeit ist es wichtig, dass Sie regelmäßig mit Ihrem Therapeuten zusammenarbeiten. Achten Sie darauf, dass Sie nicht zu viel Zeit zwischen den Therapieterminen verstreichen lassen, und räumen Sie Ihrer Therapie eine möglichst hohe Priorität in Ihrem Leben ein.

ERWARTEN SIE KEINE WUNDER – UND ERST RECHT NICHT NACH KURZER ZEIT.
Jede Therapie ist ein mehr oder weniger langwieriger Prozess. Häufig wirkt die heilsame Kraft neuer Erkenntnisse und Erfahrungen nicht unmittelbar, sondern erst nach einer gewissen Zeit.

SEIEN SIE EHRLICH UND AUTHENTISCH.
Es hat keinen Sinn, dem Therapeuten etwas vorzuspielen – Gefühle, Gedanken, Verhaltensweisen, von denen man glaubt, er würde sie erwarten. Nur wenn Sie sich so zeigen, wie Sie wirklich sind, kann Ihre Therapie erfolgreich sein.

ÄUSSERN SIE WÜNSCHE UND KRITIK.
Wenn Ihnen bestimmte Äußerungen Ihres Therapeuten unpassend oder verletzend erscheinen, wenn Ihnen einige seiner Verhaltensweisen nicht gefallen oder Sie nicht überzeugt sind von gewissen Methoden, die er anwendet, dann sprechen Sie über Ihre Zweifel. Es ist für Ihren Therapeuten wichtig, genau zu wissen, wie Sie sich in der Therapie und im Zwiegespräch mit ihm fühlen.

BRECHEN SIE DIE THERAPIE AB,
WENN ES NOTWENDIG IST.
Finden Sie den Mut, die Therapie notfalls vorzeitig abzubrechen und sich auf die Suche nach einem neuen Therapeuten zu begeben, wenn Sie sich längerfristig unwohl in Ihrer Therapie fühlen und nicht damit zufrieden sind. Eine Therapie, von der der Patient längerfristig nicht überzeugt ist, ist sinnlos. Auch hier gilt wie so oft: Lieber ein Ende mit Schrecken als ein Schrecken ohne Ende.

MACHEN SIE SICH NICHT BLIND ABHÄNGIG
VON IHREM THERAPEUTEN.
Ich bin immer wieder erschrocken darüber, wie abhängig manche Patienten von ihren Therapeuten sind – und wie abhängig sie von ihren Therapeuten gemacht werden. Besonders häufig ist das der Fall bei Betroffenen, die eine lang angelegte Psychoanalyse machen, ihren Therapeuten also bis zu fünfmal die Woche sehen und eine ausgesprochen intensive Beziehung zu ihm aufgebaut haben. Sobald man bemerkt, dass man bei der Vorstellung in Panik gerät, länger als eine Woche nicht zu seinem Therapeuten gehen zu können, sollte man seine Beziehung zu ihm hinterfragen – und das auch in der Therapie thematisieren. Das Ziel eines jeden guten Therapeuten sollte es immer sein, seine Patienten zur Selbsthilfe zu befähigen und ihnen damit Selbstständigkeit und Freiheit von ihrer Krankheit, aber längerfristig auch von der Therapie zu schenken. Jedem Therapeuten, der offensichtlich darauf aus ist, eine jahre- oder sogar jahrzehntelange Therapiebeziehung mit seinen Patienten aufzubauen, stehe ich persönlich misstrauisch gegenüber.

Mir geht es nicht gut – was kann ich tun? ~

Leitfaden für Betroffene

SCHLAFEN SIE AUSREICHEND UND SO OFT SIE KÖNNEN.
Postpartale Depressionen und Belastungsstörungen beginnen häufig mit Schlafstörungen, denen man im Anfangsstadium erfolgreich entgegenwirken kann: Legen Sie sich hin, wann immer sich die Gelegenheit dazu ergibt, auch tagsüber, und folgen Sie dem Schlafrhythmus Ihres Babys. Schlafen Sie immer, wenn es schläft, ohne darüber nachzudenken, wer die Wäsche machen, einkaufen, putzen und kochen wird. Nichts ist in dieser kräftezehrenden Zeit so wichtig wie die Tatsache, dass Sie sich entspannen und Kräfte sammeln für alles, was Ihr Baby von Ihnen braucht.

ESSEN UND TRINKEN SIE AUSREICHEND UND GUT.
Achten Sie darauf, dass Sie nicht ständig in Eile Fastfood in sich hineinstopfen, sondern versuchen Sie, regelmäßig, gesund und lecker zu essen. Trinken Sie ausreichend. Nehmen Sie sich für beides genügend Zeit.

SEIEN SIE NACHSICHTIG UND MÖGLICHST
FREUNDLICH MIT SICH SELBST.
Verurteilen Sie sich nicht für Ihr Unwohlsein, Ihre dunklen Gedanken und Zweifel. Sagen Sie sich, dass es sich bei Ihrer Krise um einen weit verbreiteten Zustand handelt, der gute Gründe hat und erfolgreich behandelt werden kann.

Akzeptieren Sie den momentanen Ausnahmezustand und verabschieden Sie sich von der illusionären Wunschvorstellung, gut gekleidet und geschminkt in einer aufgeräumten und geputzten

Wohnung ein fröhliches Baby in den Armen zu schaukeln und dabei entspannt lächelnd ein köstliches Drei-Gänge-Menü für Ihre Familie zu bereiten.

GEHEN SIE ACHTSAM MIT SICH UM.
Gönnen Sie sich so viel Ruhe und Entspannung wie möglich. Nehmen Sie regelmäßig eine Auszeit vom Muttersein und tun Sie alles, worauf Sie Lust haben: Sehen Sie einen guten Film, spendieren Sie sich einen Friseurbesuch oder eine Shoppingtour, decken Sie sich mit Frauenzeitschriften ein, gönnen Sie sich eine ausgiebige Massage, treffen Sie Ihre beste Freundin, singen Sie Ihre Lieblingsschlager, trinken Sie ein Glas Sekt, arbeiten Sie, wenn es Ihnen gut tut. Kurz: Hören Sie auf Ihre eigenen Bedürfnisse und versuchen Sie, diese ernst zu nehmen, anstatt immer nur auf die Bedürfnisse Ihres Babys zu achten.

ACHTEN SIE AUF AUSREICHENDE BEWEGUNG UND GEHEN SIE SO OFT WIE MÖGLICH AN DIE FRISCHE LUFT.
Licht und Bewegung sind zwei wirksame Mittel gegen depressive Verstimmungen. Gehen Sie regelmäßig spazieren, walken oder joggen Sie, gehen Sie schwimmen – jede Art der sportlichen Bewegung wird Ihnen gut tun, wobei sie immer dann besonders effektiv ist, wenn Sie dabei an der frischen Luft sind.

SINGEN SIE.
Wissenschaftlich erwiesen ist, dass abgesehen von Sport und Licht kaum eine Tätigkeit die Ausschüttung von Glückshormonen so erfolgreich auslöst wie der Gesang. Sollten Sie also kein ausgesprochener Sangesfeind sein, dann versuchen Sie ab und an zu singen, allein in der Dusche, für Ihr Kind, zusammen mit Ihrem Partner, im Chor. Sie werden spüren, dass Sie jedes Mal nach schon wenigen Minuten ein bisschen leichter, entspannter und froher sind.

ENTSPANNEN SIE SICH.
Die Art und Weise, wie Menschen sich entspannen, kann sehr unterschiedlich sein: Manche schwören auf Yoga. Andere medi-

tieren am liebsten oder machen progressive Muskelentspannung. Wieder andere entspannen am besten bei einem heißen Bad oder beim Musikhören. Versuchen Sie herauszufinden, welche Art der Entspannung Ihnen am besten tut, und praktizieren Sie diese so oft wie möglich.

HÖREN SIE AUF IHREN INSTINKT.
Wenn Sie das Gefühl haben, Ihren Lebensaufgaben als Mutter, Frau und Mensch nicht gewachsen zu sein, nehmen Sie dieses Gefühl ernst und teilen Sie es mit Ihrem Partner oder einer anderen Vertrauensperson.

VERTRAUEN SIE SICH AN.
Sprechen Sie möglichst offen über Ihre Gefühle, Ängste und Sorgen. Mit Ihrem Partner, Ihrer Mutter oder anderen Angehörigen und Freunden. Zwar können letztlich nur **Sie allein** sich aus Ihrer Krise befreien, die Sie umgebenden Menschen können Sie dabei aber vor allem praktisch unterstützen.

SORGEN SIE FÜR ENTLASTUNG.
Erstellen Sie gemeinsam mit Ihrem Partner einen Notfallplan. Überlegen Sie beide zusammen, wer Ihnen in dieser besonderen Zeit helfen kann: Ihre Eltern, Ihre Schwiegereltern, Ihre Geschwister, Freunde ...

MACHEN SIE SICH IMMER WIEDER KLAR,
DASS DIE KRANKHEIT VORBEIGEHT.
Sagen Sie sich immer wieder, dass Sie nicht Ihr ganzes Leben lang depressiv sein werden, sondern dass die postpartale Depression nur eine Phase in Ihrem Leben ist, und dass es Ihnen mit Sicherheit bald wieder besser gehen wird.

SUCHEN SIE SICH PROFESSIONELLE HILFE.
Wenden Sie sich an eine professionelle Vertrauensperson Ihrer Wahl, beispielsweise an Ihre Hebamme, Ihren Gynäkologen oder Ihren Hausarzt. Erzählen Sie von Ihren Problemen. Sollten Sie

sich nicht verstanden oder ernst genommen fühlen, recherchieren Sie im Internet nach der nächstgelegenen Beratungsstelle, die sich auf das Thema »Postpartale Depressionen« spezialisiert hat, und vereinbaren Sie dort einen Beratungstermin. Zögern Sie nicht, die Dringlichkeit Ihrer Lage darzustellen und um einen möglichst zeitnahen Termin zu bitten.

INFORMIEREN SIE SICH ÜBER VERSCHIEDENE MÖGLICHKEITEN DER MEDIKATION UND THERAPIE.

Sollten Ihre Beschwerden gravierend sein und Sie den Eindruck haben, dass Sie sie nicht mehr aus eigener Kraft lindern können, informieren Sie sich darüber, welche Medikamente Ihnen in Ihrer Krise helfen könnten und welche Form der Therapie für Sie und Ihre Probleme geeignet wäre.

Erkundigen Sie sich auch, welche anderen Maßnahmen – Homöopathie, Massagen, progressive Muskelentspannung – Ihnen außerdem helfen könnten.

INFORMIEREN SIE SICH ÜBER EINEN MÖGLICHEN KRANKENHAUSAUFENTHALT.

Sollten Sie das Gefühl haben, dass Ihnen alle ergriffenen Maßnahmen bis hin zur Medikamenteneinnahme und Therapie nicht ausreichend helfen, bitten Sie um Informationen zu einem möglichen Krankenhausaufenthalt. Folgende Fragen sind dabei besonders wichtig:

- Welche Einrichtungen kommen in Frage? Welche Argumente sprechen für oder gegen die eine oder die andere?
- Wo gibt es die Möglichkeit, dass Sie gemeinsam mit Ihrem Kind aufgenommen werden?
- Ist die jeweilige Station auf das Thema »postpartale Depression« spezialisiert?
- Welche anderen Krankheiten werden auf der Station behandelt?
- Welche Therapieangebote gibt es?
- Wie ist die Station ausgestattet: Gibt es dort beispielsweise ein Spielzimmer für Eltern mit ihren Kindern oder andere Rückzugsorte für Familien?

SCHÜTZEN SIE SICH NOCH MEHR ALS SONST
VOR MENSCHEN, DIE IHNEN NICHT GUT TUN.
Wie ich wiederholt in diesem Buch geschrieben habe, existieren immer noch viele Vorurteile zum Thema »postpartale Depression«. Überlegen Sie sich daher gut, wem Sie von Ihrer Erkrankung erzählen und wem nicht. Lassen Sie sich nicht wahllos und mit jedem auf Diskussionen ein, die Fragen betreffen wie den Sinn und Unsinn von Antidepressiva oder die Vorteile des Stillens. Wählen Sie einige wenige Vertrauenspersonen aus, denen Sie sich anvertrauen und die Sie bitten, Sie in der schweren Zeit zu unterstützen.

SUCHEN SIE DEN KONTAKT ZU ANDEREN BETROFFENEN.
Gehen Sie in Selbsthilfegruppen, tauschen Sie sich in entsprechenden Foren aus und informieren Sie sich bei Ihrem Therapeuten oder Psychiater über weitere Möglichkeiten der Kommunikation mit anderen Betroffenen. Sobald Sie merken, wie weit verbreitet die postpartale Depression ist und wie viele unterschiedliche Frauen an ihr erkranken, wird es Ihnen schon ein bisschen besser gehen.

LESEN SIE DIESES BUCH.

GLAUBEN SIE: ES WIRD IHNEN WIEDER GUT GEHEN!
GANZ BESTIMMT.

Meiner Partnerin geht es nicht gut – was kann ich tun?
∼ Leitfaden für Angehörige und Freunde

ACHTEN SIE MÖGLICHST GENAU DARAUF, WIE ES IHRER PARTNERIN GEHT, UND THEMATISIEREN SIE IHRE SORGE, WENN SIE DEN EINDRUCK HABEN, DASS SIE SICH NICHT GUT FÜHLT.
Es gibt viele Anzeichen, an denen Sie merken können, dass es Ihrer Partnerin nicht gut geht und sie Hilfe braucht. Nehmen Sie die negativen Veränderungen in ihrem Verhalten ernst und versuchen Sie herauszufinden, was Ihre Partnerin bedrückt, ohne Panik zu verbreiten oder sie unter Druck zu setzen.

Schläft Ihre Partnerin schlecht? Ist sie über einen Zeitraum von mehreren Wochen nervös, aggressiv, unruhig, weinerlich, deprimiert, ängstlich, besorgt? Isst sie zu wenig? Lacht sie kaum mehr aus vollem Herzen und hat sie nur noch wenig Freude an den Dingen, die ihr sonst immer Spaß gemacht haben? Verhält sie sich reserviert oder unfreundlich Ihnen gegenüber, mit dem Baby oder anderen ihr nahestehenden Menschen?

VERTRAUEN SIE IHREM INSTINKT UND LASSEN SIE SICH NICHT BEIRREN.
Die Einsicht in ihre Erkrankung ist bei vielen Frauen häufig zunächst nicht gut, da sie befürchten, durch die Diagnose »postpartale Depression« als schlechte Mutter abgestempelt zu werden. Viele haben auch Probleme damit, sich einzugestehen, dass die Wirklichkeit nicht mit ihrem Wunschdenken vom perfekten Leben mit Baby übereinstimmt. Sie selbst haben als nahestehende Ver-

trauensperson Ihrer Partnerin ein sicheres Gefühl dafür, wie es ihr geht. Sie sollten sich trauen, Ihren Eindruck zu äußern, auch wenn Ihre Partnerin darauf möglicherweise verärgert, wütend oder verletzt reagiert.

SUCHEN SIE DAS GESPRÄCH MIT IHRER PARTNERIN UND VERSUCHEN SIE, IN EINEN WERTSCHÄTZENDEN UND EINFÜHLSAMEN DIALOG MIT IHR ZU TRETEN.
Wichtige Fragen, die Sie gemeinsam besprechen sollten, sind zum Beispiel solche:
- Was belastet Ihre Partnerin am meisten?
- Wie kann sie entlastet werden und durch wen? Welche Angehörigen, Freunde oder andere Menschen können der Familie in der schwierigen Zeit helfen?
- Welche Aufgaben können – vorübergehend – Sie übernehmen?
- Was braucht Ihre Frau nach eigenem Empfinden, damit es ihr wieder besser geht?
- Welche Aufgaben, auch in Bezug auf das Kind, traut sie sich zu – und welche möchte sie lieber erst einmal nicht übernehmen?
- Welche professionellen Beratungs- und Hilfsangebote gibt es? Welche möchte Ihre Frau wahrnehmen und welche nicht?

VERMITTELN SIE IHRER PARTNERIN DAS GEFÜHL,
LIEBEND HINTER IHR ZU STEHEN.
Versuchen Sie, Ihrer Partnerin keine Vorwürfe zu machen, sie nicht anzuschreien oder heftig zu kritisieren. Ihre Partnerin braucht jetzt mehr denn je Ihre wertfreie Zuwendung, das Gefühl, dass Sie fraglos für sie da sind, und dass sie Ihnen vertrauen und sich auf Sie verlassen kann.

ENTLASTEN SIE IHRE PARTNERIN SO OFT UND
SO GUT SIE KÖNNEN.
Für Ihre Partnerin ist es in der Krise zentral, dass sie sich entspannen und ausruhen kann. Versuchen Sie, ihr möglichst viele Aufgaben abzunehmen. Wenn Ihnen das aufgrund Ihrer Arbeit oder aus anderen Gründen nur begrenzt möglich ist, versuchen Sie

andere Angehörige oder Freunde zu mobilisieren, und bitten Sie sie, Ihnen unter die Arme zu greifen.

KÜMMERN SIE SICH SO INTENSIV
WIE MÖGLICH UM IHR BABY.
Auch wenn Ihre Partnerin keine Mutter-Kind-Bindungsstörung hat, kann es sein, dass sie in ihrer Depression nicht so flexibel auf die Bedürfnisse Ihres Babys reagieren kann, wie sie es gern möchte und wie es gut für das Baby wäre. Versuchen Sie daher, so aufmerksam und liebevoll mit Ihrem Baby umzugehen. wie es Ihnen möglich ist. Betrachten Sie die Situation auch als Chance: Sie haben jetzt die Möglichkeit, eine so enge Beziehung zu Ihrem Baby aufzubauen, wie es nie der Fall gewesen wäre, wenn Ihre Partnerin nicht erkrankt wäre.

SCHAFFEN SIE EINE GESUNDE DISTANZ ZWISCHEN
SICH UND DER ERKRANKUNG IHRER PARTNERIN –
DENKEN SIE AUCH AN IHRE BEDÜRFNISSE.
Identifizieren Sie sich nicht zu sehr mit dem Leiden Ihrer Partnerin. Versuchen Sie zwar, ihr beizustehen, geben Sie sich selbst aber gleichzeitig nicht auf. Achten Sie darauf, dass es Ihnen trotz allen Stresses und aller Probleme so gut wie möglich geht. Niemandem ist damit geholfen, wenn Sie auch noch zusammenbrechen!

VERSUCHEN SIE NICHT, DIE KRANKHEIT
ZU VERSTEHEN.
Ein wesentlicher Bestandteil der Depression und auch der postpartalen Depression ist, dass sie für Außenstehende nicht nachvollziehbar ist. Verlangen Sie nicht von Ihrer Partnerin, dass sie Ihnen »logische« Argumente für ihre Gefühle und Gedanken liefert, sondern akzeptieren Sie das Empfinden Ihrer Partnerin, ohne es zu bewerten. Nehmen Sie es ernst, auch wenn Sie manchmal innerlich denken: »Die spinnt doch!«, »Das kann ja wohl nicht wahr sein!« oder »Die soll sich einfach mal zusammenreißen!«. Solche Gedanken und Gefühle sind völlig normal, aber Sie sollten Ihre Partnernin möglichst nicht mit ihnen konfrontieren.

INFORMIEREN SIE SICH UNABHÄNGIG VON IHRER PARTNERIN ÜBER DIE ERKRANKUNG.
Es ist wichtig, dass Sie sich unabhängig von Ihrer Partnerin ein Bild von der Erkrankung machen. Führen Sie ein Angehörigengespräch mit den behandelnden Ärzten und stellen Sie alle Fragen, die Ihnen auf dem Herzen liegen. Fragen Sie auch nach geeigneten Informationsbroschüren oder Büchern zum Thema und informieren Sie sich im Internet.

SUCHEN SIE SICH UNTERSTÜTZUNG, WENN SIE DAS GEFÜHL HABEN, NICHT MIT DER SITUATION ZURECHTZUKOMMEN.
Wenn Sie das Gefühl haben, dass Ihnen die Situation über den Kopf wächst, sprechen Sie darüber mit den behandelnden Ärzten Ihrer Partnerin, mit Ihrer Familie und Ihren Freunden. Trauen Sie sich, um Unterstützung zu bitten und einen Teil der Verantwortung abzugeben.

SEIEN SIE SO ZUVERSICHTLICH WIE MÖGLICH.
Wenn Sie selbst nicht an eine Besserung der Situation glauben und daran, dass Ihre Partnerin wieder glücklich und gesund wird, wird es Ihrer Partnerin umso schwerer fallen, daran zu glauben. Es ist jetzt sehr wichtig, dass Sie Zuversicht ausstrahlen.

Machen Sie sich dazu immer wieder bewusst, dass es sich nur um eine Phase handelt, die wieder vorübergehen wird. Dass es effektive Behandlungsmöglichkeiten für die Erkrankung gibt, die Heilungschancen sehr gut stehen und Ihre Partnerin und Sie nicht allein sind. Allein in Deutschland erkranken bis zu 100 000 Frauen pro Jahr an einer postpartalen Depression, rufen Sie sich diese Tatsache immer wieder ins Gedächtnis.

LESEN SIE DIESES BUCH.

GLAUBEN SIE: ES WIRD IHRER PARTNERIN WIEDER GUT GEHEN! GANZ BESTIMMT.

Anhang
Quellenverzeichnis

1 Elisabeth Badinter: Der Konflikt: Die Frau und die Mutter. Aus dem Franz. von Ursula Held und Stephanie Singh. Beck Verlag 2010/Deutscher Taschenbuch Verlag 2012, S. 25
2 U.a. zu finden in: Das große Liederbuch. Diogenes Verlag 2001, S. 182
3 Entgegen der landläufigen Meinung heißt es »postpartale Depression« und nicht »postnatale Depression«. Der Begriff »postnatal« bezieht sich auf die Befindlichkeit des Neugeborenen, der Begriff »postpartal« aber auf die Befindlichkeit der Mutter, die entbunden hat.
4 Vgl. Elisabeth Badinter: Der Konflikt: Die Frau und die Mutter. Aus dem Franz. von Ursula Held und Stephanie Singh. Beck Verlag 2010/Deutscher Taschenbuch Verlag 2012, S. 25
5 Die Wiener Psychologin und Psychotherapeutin Maria Weissenböck, die ich hier öfter zitieren werde, schreibt dazu: »Die (außerordentliche) Nähe zum Kind kann auch hemmend wirken. Wenn ich als Mutter keine innere Distanz zum Kind herstellen kann, werden alle Empfindungen des Kindes bald zu meinen eigenen. Bei den ›positiven‹ Gefühlen ist das ja angenehm, schlimm wird es bei den so genannten ›negativen‹ (Zorn, Wut, Traurigkeit …). Die Mutter wird zum Spielball der kindlichen Gefühle.« (Maria Weissenböck: Mein Baby ist da. Ein Orientierungsbuch für Mütter. Walter Verlag 1999, S. 72).
6 Vgl. Hilarion G. Petzold: Methoden des therapeutischen Umgangs mit Symbolen und Symbolisierungsprozessen. Überlegungen zu Kernqualitäten des Menschenwesens. Vortrag auf dem 7. Deutschen Symposium für Kunsttherapie 1988, Fritz Perls Akademie 1988
7 Vgl. Ingeborg Stadelmann: Die Hebammensprechstunde. Stadelmann Verlag 2005
8 Judith Holofernes: Interview mit dem Stern. Stern Nr. 21/2007 vom 16. Mai 2007, S. 206
9 Elisabeth Badinter: Der Konflikt: Die Frau und die Mutter. Aus dem Franz. von Ursula Held und Stephanie Singh. Beck Verlag 2010/Deutscher Taschenbuch Verlag 2012, S. 25
10 Vgl. http://www.facebook.com/pages/Eltern-werden-Eltern-sein/280100932007812

11 Vgl. Barbara Vinken: Die deutsche Mutter. Der lange Schatten eines Mythos. Piper Verlag 2001, S. 9
12 Vgl. Elisabeth Badinter: Die Mutterliebe. Geschichte eines Gefühls vom 17. Jahrhundert bis heute. Aus d. Franz. von Friedrich Griese. Piper Verlag 1981/Deutscher Taschenbuch Verlag 1985, S. 267 ff.
13 Elisabeth Badinter: Der Konflikt: Die Frau und die Mutter. Aus dem Franz. von Ursula Held und Stephanie Singh. Beck Verlag 2010/Deutscher Taschenbuch Verlag 2012, S. 9–10
14 Elisabeth Badinter: Der Konflikt: Die Frau und die Mutter. Aus dem Franz. von Ursula Held und Stephanie Singh. Beck Verlag 2010/Deutscher Taschenbuch Verlag 2012, S. 13
15 Vgl. Gabriele Gloger-Tippelt: Schwangerschaft und erste Geburt: Psychologische Veränderungen der Eltern. Kohlhammer Verlag 1988
16 Elisabeth Badinter: Die Mutterliebe. Geschichte eines Gefühls vom 17. Jahrhundert bis heute. Aus d. Franz. von Friedrich Griese. Piper Verlag 1981/Deutscher Taschenbuch Verlag 1985, S. 12
17 Elisabeth Badinter: Die Mutterliebe. Geschichte eines Gefühls vom 17. Jahrhundert bis heute. Aus d. Franz. von Friedrich Griese. Piper Verlag 1981/Deutscher Taschenbuch Verlag 1985, S. 297
18 Vgl. Elisabeth Badinter: Der Konflikt: Die Frau und die Mutter. Aus dem Franz. von Ursula Held und Stephanie Singh. Beck Verlag 2010/Deutscher Taschenbuch Verlag 2012, S. 59
19 Vgl. Elisabeth Badinter: Der Konflikt: Die Frau und die Mutter. Aus dem Franz. von Ursula Held und Stephanie Singh. Beck Verlag 2010/Deutscher Taschenbuch Verlag 2012, S. 64
20 Vgl. Elisabeth Badinter: Der Konflikt: Die Frau und die Mutter. Aus dem Franz. von Ursula Held und Stephanie Singh. Beck Verlag 2010/Deutscher Taschenbuch Verlag 2012, S. 64–65
21 Vgl. Uta Rasche: Immer weniger Deutsche wollen Kinder. Artikel in der F.A.Z. online, 17. Dezember 2012: http://www.faz.net/aktuell/gesellschaft/familie/sinkende-geburtenrate-immer-weniger-deutsche-wollen-kinder-11996498.html
22 Vgl. Uta Rasche: Immer weniger Deutsche wollen Kinder. Artikel in der F.A.Z. online, 17. Dezember 2012: http://www.faz.net/aktuell/gesellschaft/familie/sinkende-geburtenrate-immer-weniger-deutsche-wollen-kinder-11996498.html
23 Vgl. Sibylle Smolka; Stefanie Schmid-Altringer (Regie): Neun Monate zwischen Hoffnung und Hightech: http://www.arte.tv/de/neun-monate-zwischen-hoffnung-und-hightech/7314984,CmC=7321004.html
24 Vgl. Sibylle Smolka; Stefanie Schmid-Altringer (Regie): Neun Monate zwischen Hoffnung und Hightech: http://www.arte.tv/de/neun-monate-zwischen-hoffnung-und-hightech/7314984,CmC=7321004.html
25 Marie Darrieussecq: Das Baby. Aus dem Franz. von Frank Heibert. Carl Hanser Verlag 2004 München, S. 141–142, mit freundlicher Genehmigung vom Carl Hanser Verlag

26 Dabei wirbt die offizielle Webseite der Stadt Wien sogar mit ihrer Vorreiterposition innerhalb von Österreich in Bezug auf die Kinderbetreuung: http://www.wien.gv.at/bildung/kindergarten/abteilung/wiener-modell.html
27 Lieselotte Ahnert: Wieviel Mutter braucht ein Kind? Bindung – Bildung – Betreuung: öffentlich und privat. Spektrum Akademischer Verlag 2010, S. 91. Mit freundlicher Genehmigung von Springer Sciene+Business Media.
28 Vgl. Lieselotte Ahnert: Wieviel Mutter braucht ein Kind? Bindung – Bildung – Betreuung: öffentlich und privat. Spektrum Akademischer Verlag 2010, S. 107. Mit freundlicher Genehmigung von Springer Sciene+Business Media.
29 Lieselotte Ahnert: Wieviel Mutter braucht ein Kind? Bindung – Bildung – Betreuung: öffentlich und privat. Spektrum Akademischer Verlag 2010, S. 170. Mit freundlicher Genehmigung von Springer Sciene+Business Media.
30 Elisabeth Badinter: Der Konflikt: Die Frau und die Mutter. Aus dem Franz. von Ursula Held und Stephanie Singh. Beck Verlag 2010/Deutscher Taschenbuch Verlag 2012, S. 141
31 Elisabeth Badinter: Der Konflikt: Die Frau und die Mutter. Aus dem Franz. von Ursula Held und Stephanie Singh. Beck Verlag 2010/Deutscher Taschenbuch Verlag 2012, Autorenvorstellung
32 Vgl. Lieselotte Ahnert: Mütter, entspannt euch! Interview mit dem Spiegel. Spiegel 10/2010
33 Nina Poelchau: Mama mia. Stern 14/2013 vom 27. März 2013, S. 50
34 Vgl. Elisabeth Badinter: Der Konflikt: Die Frau und die Mutter. Aus dem Franz. von Ursula Held und Stephanie Singh. Beck Verlag 2010/Deutscher Taschenbuch Verlag 2012, S. 145
35 Vgl. Jesper Juul: Aus Stiefeltern werden Bonus-Eltern: Chancen und Herausforderungen für Patchwork-Familien. Aus dem Dänischen übersetzt von Knut Krüger. Kösel Verlag 2011, S. 65
36 Vgl. Jesper Juul: Aus Stiefeltern werden Bonus-Eltern: Chancen und Herausforderungen für Patchwork-Familien. Aus dem Dänischen übersetzt von Knut Krüger. Kösel Verlag 2011, S. 25
37 Vgl. Jesper Juul: Aus Stiefeltern werden Bonus-Eltern: Chancen und Herausforderungen für Patchwork-Familien. Aus dem Dänischen übersetzt von Knut Krüger. Kösel Verlag 2011, S. 39
38 Vgl. Jesper Juul: Aus Stiefeltern werden Bonus-Eltern: Chancen und Herausforderungen für Patchwork-Familien. Aus dem Dänischen übersetzt von Knut Krüger. Kösel Verlag 2011, S. 62 ff.
39 Allgemein geht man davon aus, dass 50 Prozent aller Kinder heute einer Patchworkfamilie angehören werden, wenn sie erwachsen sind (vgl. Jesper Juul: Aus Stiefeltern werden Bonus-Eltern: Chancen und Herausforderungen für Patchwork-Familien. Aus dem Dänischen übersetzt von Knut Krüger. Kösel Verlag 2011, S. 82–83).
40 Vgl. Jesper Juul: Aus Stiefeltern werden Bonus-Eltern: Chancen und

Herausforderungen für Patchwork-Familien. Aus dem Dänischen übersetzt von Knut Krüger. Kösel Verlag 2011, S. 87
41 Vgl. z.b. Einarson 2008, Bruyère 2008, Davis 2007, Vial 2006, Garbis 2005, Malm 2005, Hallberg 2005
42 »Morgens und abends zu lesen«, aus: Bertolt Brecht, Werke. Große kommentierte Berliner und Frankfurter Ausgabe, Band 14: Gedichte 4. © Bertolt-Brecht-Erben/Suhrkamp Verlag 1993
43 Vgl. Barbara Vinken: Die deutsche Mutter. Der lange Schatten eines Mythos. Piper Verlag 2001, S. 58
44 Elisabeth Badinter: Die Mutterliebe. Geschichte eines Gefühls vom 17. Jahrhundert bis heute. Aus d. Franz. von Friedrich Griese. Piper Verlag 1981/Deutscher Taschenbuch Verlag 1985, S. 277
45 So stellt Elisabeth Badinter zum Beispiel dar, dass die Europäische Union zweimal, 2004 und 2006, Programme zur Förderung und Unterstützung des Stillens auf politischer wie finanzieller Ebene ausgearbeitet hat (vgl. Elisabeth Badinter: Der Konflikt: Die Frau und die Mutter. Aus dem Franz. von Ursula Held und Stephanie Singh. Beck Verlag 2010/Deutscher Taschenbuch Verlag 2012, S. 97).
46 Vgl. Elisabeth Badinter: Der Konflikt: Die Frau und die Mutter. Aus dem Franz. von Ursula Held und Stephanie Singh. Beck Verlag 2010/Deutscher Taschenbuch Verlag 2012, S. 89–90
47 Vgl. Elisabeth Badinter: Der Konflikt: Die Frau und die Mutter. Aus dem Franz. von Ursula Held und Stephanie Singh. Beck Verlag 2010/Deutscher Taschenbuch Verlag 2012, S. 66
48 Lieselotte Ahnert: Wieviel Mutter braucht ein Kind? Bindung – Bildung – Betreuung: öffentlich und privat. Spektrum Akademischer Verlag 2010, S. 29–30. Mit freundlicher Genehmigung von Springer Sciene+Business Media.
49 Vgl. Matthew und Ainsley Johnstone: Mit dem schwarzen Hund leben. Wie Angehörige und Freunde depressiven Menschen helfen können, ohne sich dabei selbst zu verlieren. Aus dem Engl. von Nils Thomas Lindquist und Sabine Müller. Kunstmann Verlag 2009
50 Matthew und Ainsley Johnstone: Mit dem schwarzen Hund leben. Wie Angehörige und Freunde depressiven Menschen helfen können, ohne sich dabei selbst zu verlieren. Aus dem Engl. von Nils Thomas Lindquist und Sabine Müller. Kunstmann Verlag 2009
51 Maria Weissenböck: Mein Baby ist da. Ein Orientierungsbuch für Mütter. Walter Verlag 1999, S. 17
52 Ingrid Jez; Ulrike Schrimpf: Das ›Projekt Kind‹: Da kann jedes Selbsterfahrungsseminar einpacken! Gruppeninterview mit Frau Dr. Reiner-Lawugger, Frau Dr. Schmid-Siegel und Frau Dr. Weissenböck am 12. Oktober 2011
53 Vgl. Miklós Vajda: Mutterbild in amerikanischem Rahmen. Aus dem Ungar. von Timea Tankó. Braumüller-Verlag 2012, S. 5
54 The Geek (Shall Inherit): Musik: Judith Holofernes/Mark Tavassol; Text: Judith Holofernes; Freudenhaus Musikverlag/Wintrup Musikverlag aus

dem Album »Soundso« von Wir sind Helden. Mit freundlicher Genehmigung von Wintrup Musik, Detmold
55 Ingrid Jez; Ulrike Schrimpf: Das ›Projekt Kind‹: Da kann jedes Selbsterfahrungsseminar einpacken! Gruppeninterview mit Frau Dr. Reiner-Lawugger, Frau Dr. Schmid-Siegel und Frau Dr. Weissenböck am 12. Oktober 2011
56 Vgl. Brigitte Schmid-Siegel: Was brauchen Kinder von psychisch schwer kranken Müttern und Vätern? Vortrag im Rahmen der Tagung »Belastete ›vergessene‹ Kinder – Kinder von Eltern mit psychischer Erkrankung«, Allgemeines Krankenhaus Wien am 13. Oktober 2012
57 Vgl. Manfred Pretis; Aleksandra Dimova: Kids strenghts. Förderung von Resilienzprozessen bei Kindern und Jugendlichen. Vortrag im Rahmen der Tagung »Belastete ›vergessene‹ Kinder – Kinder von Eltern mit psychischer Erkrankung«, Allgemeines Krankenhaus Wien am 13. Oktober 2012
58 Vgl. Renate Stelzig-Schöler: Häufigkeit und Risikofaktoren für psychische Auffälligkeiten bei Kindern psychiatrischer Patienten. Vortrag im Rahmen der Tagung »Belastete ›vergessene‹ Kinder – Kinder von Eltern mit psychischer Erkrankung«, Allgemeines Krankenhaus Wien am 13. Oktober 2012
59 Vgl. Renate Stelzig-Schöler: Häufigkeit und Risikofaktoren für psychische Auffälligkeiten bei Kindern psychiatrischer Patienten. Vortrag im Rahmen der Tagung »Belastete ›vergessene‹ Kinder – Kinder von Eltern mit psychischer Erkrankung«, Allgemeines Krankenhaus Wien am 13. Oktober 2012
60 Maria Weissenböck: Mein Baby ist da. Ein Orientierungsbuch für Mütter. Walter Verlag 1999, S. 210
61 Vgl. Claudia Reiner-Lawugger: Eigentlich sollte ich glücklich sein... Postpartale Depression. PowerPoint-Präsentation. Angaben beziehen sich auf die Mannheimer Risikokinderstudie. Längsschnittstudie von der Geburt bis zum Erwachsenenalter, AG Neuropsychologie des Kindes- und Jugendalters, Zentralinstitut für Seelische Gesundheit, Mannheim
62 Ingrid Jez; Ulrike Schrimpf: Das ›Projekt Kind‹: Da kann jedes Selbsterfahrungsseminar einpacken! Gruppeninterview mit Frau Dr. Reiner-Lawugger, Frau Dr. Schmid-Siegel und Frau Dr. Weissenböck am 12. Oktober 2011
63 Vgl. Manfred Pretis; Aleksandra Dimova: Kids strenghts. Förderung von Resilienzprozessen bei Kindern und Jugendlichen. Vortrag im Rahmen der Tagung »Belastete ›vergessene‹ Kinder – Kinder von Eltern mit psychischer Erkrankung«, Allgemeines Krankenhaus Wien am 13. Oktober 2012
64 Vgl. Ulrike Schrimpf: Zara – Alles neu. Aladin Verlag 2013
65 Ingrid Jez; Ulrike Schrimpf: Das ›Projekt Kind‹: Da kann jedes Selbsterfahrungsseminar einpacken! Gruppeninterview mit Frau Dr. Reiner-Lawugger, Frau Dr. Schmid-Siegel und Frau Dr. Weissenböck am 12. Oktober 2011
66 Ingrid Jez; Ulrike Schrimpf: Das ›Projekt Kind‹: Da kann jedes Selbsterfahrungsseminar einpacken! Gruppeninterview mit Frau Dr. Reiner-Lawugger, Frau Dr. Schmid-Siegel und Frau Dr. Weissenböck am 12. Oktober 2011

Literatur- und Filmverzeichnis

Die Bücher, die ich persönlich hilfreich, wichtig oder bemerkenswert finde, habe ich in einem kurzen Text näher besprochen. Die mit Sternchen* gekennzeichneten Bücher finde ich dabei besonders lesenswert.

FACHBÜCHER

Börgens, Sylvia: *Das Kind ist da, das Glück lässt auf sich warten.* Mabuse Verlag (2012)

Dalton, Katharina: *Mütter nach der Geburt. Wege aus der Depression.* Fischer Taschenbuch Verlag (1992, nur noch über Antiquariat erhältlich)

Dalton, Katharina; Holton, Wendy M.; Erckenbrecht, Irmela: *Wochenbettdepression: Erkennen – Behandeln – Vorbeugen.* Verlag Hans Huber (2003)

Dunnewold, Ann; Sanford, Diane G.: *›Ich würde mich so gerne freuen!‹ Verstimmungen und Depressionen nach der Geburt. Hilfen für Mütter und Väter.* Georg Thieme Verlag (1992, nur noch über Antiquariat erhältlich)

Figes, Kate: Babyblues. *Was Ihnen selbst Ihre beste Freundin nie übers Muttersein verraten würde.* Wolfgang Krüger Verlag (1999, nur noch über Antiquariat erhältlich)

Geisel, Elisabeth: *Tränen nach Geburt. Wie depressive Stimmungen bewältigt werden können.* Kösel-Verlag (1997, nur noch über Antiquariat erhältlich)

Hofecker Fallahpour, Maria; Zinkernagel, Christine; Frisch, Ulrike; Neuhofer, Caroline; Stieglitz, Rolf-Dieter; Riecher-Rössler, Anita: *Was Mütter depressiv macht ... Und wodurch sie wieder Zuversicht gewinnen.* Ein Therapiebuch. Verlag Hans Huber (2005)

Klier, Claudia M.; Demal, Ulrike; Katschnig, Heinz; Brockington, Ian: *Mutterglück und Mutterleid. Diagnose und Therapie der postpartalen Depression.* Facultas Verlag (2001)

Lohse, Tina: *Hilfe, ich kann mein Kind nicht lieben. Postpartale Depression: Krankheitsbild, Verlauf, Ursachen, Therapiemöglichkeiten.* Diplomica Verlag (2009)

Nispel, Petra: *Mutterglück und Tränen. Depression nach der Geburt verstehen und überwinden.* Herder Verlag (1996, nur noch über Antiquariat erhältlich)

Rohde, Anke: Rund um die Geburt eines Kindes: *Depressionen, Ängste und andere psychische Probleme. Ein Ratgeber für Betroffene, Angehörige und ihr soziales Umfeld.* Verlag W. Kohlhammer (2004)

Wimmer-Puchinger, Beate; Riecher-Rössler, Anita (Hrsg.): *Postpartale Depression. Von der Forschung zur Praxis.* Springer Wissenschaftsverlag (2006)

ERFAHRUNGSBERICHTE
Shields, Brooke: *Ich würde dich so gerne lieben! Über die große Traurigkeit nach der Geburt.* Marion von Schröder Verlag (2006)
Der offene und ungeschönte Erfahrungsbericht eines amerikanischen Schauspielstars. Allerdings sind die Identifikationsmöglichkeiten für andere Betroffene eher gering: Mit einem Trupp von

Nannys, Stylisten, Modeberatern, Ernährungsberatern, Personal Trainern und Psychologen lebt es sich nun mal anders als in der Welt der »normalen Menschen«, und auch psychische Krisen wie die postpartale Depression werden anders überwunden.

BELLETRISTIK

Abécassis, Elliette: *Ein freudiges Ereignis*. Diana Verlag (2007)
Abgesang auf das Ende einer glücklichen Beziehung nach der Geburt des ersten Kindes, der nun auch verfilmt worden ist. Der Roman wurde zum Bestseller in Frankreich und als »literarisches Schwarzbuch zum Thema Schwangerschaft« gefeiert. Er erzählt die Geschichte einer ehemals schönen und rätselhaften Philosophin und eines einst rebellischen, unkonventionellen Galeristen, die mit der Geburt ihres Babys zu einem ungepflegten dauerstillenden Muttertier und einem angepassten Unternehmensberater mutieren. Beide haben auf einmal das Gefühl, auf alles verzichten zu müssen, was ihre Beziehung einst ausgemacht hat: Reisen, leidenschaftlicher Sex, kulturelle und intellektuelle Erlebnisse, gepflegte Abendessen zu zweit... Hier geht es, anders als in den meisten anderen Büchern, nicht zentral um die Mutter und darum, wie sich ihr Leben durch die Geburt des Kindes verändert, sondern um das Paar, das sich daran gewöhnen muss, nicht mehr zu zweit, sondern zu dritt zu sein. An manchen Stellen durchaus unterhaltsam, mir jedoch tendenziell zu oberflächlich!

Darrieussecq, Marie: *Das Baby*. Carl Hanser Verlag (2004)/Fischer Taschenbuch Verlag (2012)*
Meist feingeistige, manchmal aber auch etwas banale autobiographisch gefärbte Momentaufnahmen, Assoziationen und Gedanken der bekannten französischen Autorin zum Leben mit einem Baby. Tendenziell poetisch und sinnlich, regt zum Überdenken von Klischees an und zeigt, wie eine intellektuelle, unabhängige Französin mit der Mutterschaft umgeht: Stundenlang sieht die Mutter mit dem Neugeborenen auf dem Arm fern, guter Wein und Zigaretten sind nicht grundsätzlich verboten, das Baby wird mal gestillt, mal bekommt es die Flasche, von Anfang an werden Freunde und

Verwandte als Babysitter eingespannt, und mit sechs Monaten kommt das Baby zeitweise in die Krippe, nicht nur, weil seine Mutter schreiben möchte, sondern auch, weil sie mal in Ruhe ins Kino gehen oder einen Kaffee trinken will. Negativen Gefühlen wird Raum gegeben, der eigenen Genervtheit, dem Gefühl, nicht mehr selbstbestimmt leben zu können, der Wut auf das besitzergreifende Baby, ohne dass der Leser jemals den Eindruck gewinnt, die Mutter würde ihr Kind nicht lieben. Darin erfrischend und befreiend!

Perkins Gilman, Charlotte: *Die gelbe Tapete*. Braumüller Verlag (2005)*
Wahrscheinlich die erste literarische Erzählung über eine Frau, die an einer postpartalen Depression erkrankt, aus dem Jahre 1892, verfasst von der amerikanischen Autorin und Frauenrechtlerin Charlotte Perkins Gilman, die selbst nach der Geburt ihrer Tochter an der Erkrankung litt. Von ihrem pragmatischen Ehemann John, einem Arzt, wird die Ich-Erzählerin mit schriftstellerischen Ambitionen in ein Landhaus verfrachtet, wo sie fern von intellektueller Herausforderung und unter absolutem Schreibverbot von ihrem Leiden geheilt werden soll. Die Isolation und Unterdrückung ihrer schöpferischen Impulse bewirken aber genau das Gegenteil: Die Ich-Erzählerin verfängt sich in Halluzinationen. Sie ist von der wahnhaften Idee getrieben, hinter der grellgelben, wild gemusterten Tapete ihres Schlafzimmers befinde sich eine Frau, die versuchen würde, sich mit Gewalt aus ihrem Gefängnis zu befreien. Ohne dass es die Umstehenden einschließlich ihres Mannes merken, rutscht die Ich-Erzählerin immer mehr in ihre Wahnvorstellungen hinein – darin ähnelt ihr Krankheitsbild mehr der postpartalen Psychose (siehe Seite 31) denn der Depression. Schließlich verwüstet die Protagonistin das gesamte Schlafzimmer in dem Versuch, die versteckte Frau aus ihrem Tapetengefängnis zu befreien.

Knapp, eindringlich und packend geschildert, ist die Erzählung heute noch immer aktuell, denn bei der Ich-Erzählerin handelt es sich um eine Frau, die – ebenso wie die Autorin selbst – durch das bloße Reduziertsein auf ihr Dasein als Ehefrau und Mutter krank wird.

Sveland, Maria: *Bitterfotze.* Kiwi-Paperback (2009)*
Schonungslos, deftig und scharfsichtig – mir manchmal etwas zu melodramatisch und eindimensional in der Kritik einer angeblich rundum männerbestimmten Gesellschaft. Beschreibt die Lebens-, Sinn- und Beziehungskrise einer Frau nach der Geburt ihres ersten Kindes.

Walsh, Helen: *Ich will schlafen!* Kiepenheuer & Witsch (2012)
Mitreißend und niederschmetternd, aber mit einem entschiedenen Hoffnungsschimmer am Ende. Hier wird die Geschichte einer postpartalen Depression erzählt, wie sie im schlimmsten Fall verlaufen könnte – mit Mutter-Kind-Störung, Vernachlässigung des Kindes und Aggressionen ihm gegenüber. Extreme und Tabubrüche sind gut für den Spannungsaufbau und die Verführung des Lesers; die Realität einer durchschnittlich verlaufenden postpartalen Depression wird aber nicht vermittelt.

MUTTER-KIND-BEZIEHUNG

Ahnert, Lieselotte: *Wieviel Mutter braucht ein Kind? Bindung – Bildung – Betreuung: öffentlich und privat.* Spektrum Akademie/ Springer Verlag (2010)*
Wissenschaftlich fundiert und doch allgemein verständlich und interessant geschrieben. Die Professorin für Entwicklungspsychologie, Lieselotte Ahnert, durchleuchtet verschiedene Mythen, die unseren heutigen Umgang mit Kindern prägen: Entsteht Bindung nach der Geburt nur durch Stillen oder auch beim Flaschegeben? Wachsen Kinder automatisch gesünder und psychisch stabiler zu Hause auf oder können sie sich auch mit »Fremdbetreuung« gut entwickeln? Welches Maß an Hingabe an ihre Kinder muss und kann man von einer Mutter verlangen, und ab wann haben die überhöhten Ansprüche an eine »perfekte Mutter« einen negativen Einfluss auf die Familien? Welche Standards in öffentlichen Einrichtungen müssen gegeben sein, um den Kindern eine positive Entwicklung zu ermöglichen? Was können Kinder von ihren Peers lernen, also von gleichaltrigen oder gleichrangigen Sozialpartnern, das sie möglicherweise nicht von ihren Eltern lernen können?

Lieselotte Ahnert stellt in ihrem Buch auf wohltuend unaufgeregte, neutrale und gleichzeitig kompetente Art und Weise internationale aktuelle Forschungsergebnisse vor allem zu den Themen »Bindung« und »private und öffentliche Betreuung« dar und trägt so zu einer sachlichen und toleranten Debatte der drängenden Fragen bei. Ich habe das Buch mit Gewinn und gerne gelesen!

Ahnert, Lieselotte (Hrsg.): *Frühe Bindung. Entstehung und Entwicklung.* Reinhardt Verlag (2008)

Bowlby, John: *Bindung als sichere Basis: Grundlagen und Anwendung der Bindungstheorie.* Reinhardt Verlag (2010)

Bowlby, John: *Bindung und Verlust. 1. Bindung.* Reinhardt Verlag (2006)

Bowlby, John: *Bindung und Verlust. 2. Trennung: Angst und Zorn.* Reinhardt Verlag (2006)

Grossmann, Karin und Klaus E.: *Bindungen – das Gefüge psychischer Sicherheit.* Klett-Cotta Verlag (2012)

Mattejat, Fritz; Lisofsky, Beate (Hrsg.): *Nicht von schlechten Eltern. Kinder psychisch Kranker.* Balance Buch + Medien: (2011)

Stern, Daniel N.: *Tagebuch eines Babys. Was ein Kind sieht, spürt, fühlt und denkt.* Piper Taschenbuch (2011)

MUTTERBILDER
Badinter, Elisabeth: *Der Konflikt: Die Frau und die Mutter.* Beck Verlag (2010)/Deutscher Taschenbuch Verlag (2012)*
Mutige, provokante und fundierte Streitschrift der französischen Philosophin Elisabeth Badinter zu Themen wie Mutterbilder, Mutterinstinkt und Mutter-Kind-Bindung, Stillen, Mütter und Berufstätigkeit und Familienpolitik – ein Muss für jede Mutter, die sich nicht vorstellen kann, als glückliche Vollzeitmutter zu leben!

Badinter, Elisabeth: *Die Mutterliebe. Geschichte eines Gefühls vom 17. Jahrhundert bis heute.* Piper Verlag (1981)/Deutscher Taschenbuchverlag (1991, nur noch über Antiquariat erhältlich)
Aufschlussreiche und spannende Denk-Reise durch die letzten drei Jahrhunderte Frankreichs, die den Mythos des sogenannten »Mutterinstinktes« auf vielfältige Art und Weise beleuchtet und als Trugbild enttarnt.

Drust, Rike: *Muttergefühle.* Gesamtausgabe. C. Bertelsmann Verlag (2011)*
Schnell habe ich bei der Lektüre eine große Sympathie für die Autorin entwickelt, für ihre Ehrlichkeit, Uneitelkeit und Authentizität. Gelungen und wohltuend finde ich die Tatsache, dass Rike Drust versucht, **alle** möglichen Gefühle, die eine Mutter in der ersten Zeit befallen können, zu schildern – sie möchte weder eine oberflächlich-seichte Hymne auf die Wunder der Mutterschaft schreiben noch ein gewollt provokantes Pamphlet einer Rabenmutter, sondern eben die »Gesamtausgabe« der »Muttergefühle«. So schildert Drust ungeschönt, kritisch, witzig und berührend zugleich sowohl die positiven als auch die negativen Seiten des Mutterlebens in der heutigen deutschen Gesellschaft. Lesenswert!

Kühn, Lotte: *Supermuttis. Eine Abrechnung mit den überengagierten Müttern.* Knaur Taschenbuchverlag (2008)

Kürthy, Ildikó von: *Unter dem Herzen. Ansichten einer neugeborenen Mutter.* Wunderlich Verlag (2012)*
Ein Buch, das mich als schmallippige Akademikerin mit Vorurteilen gegenüber sogenannter Frauen-Unterhaltungsliteratur über alle Maßen positiv überrascht hat: Es ist klug, flott und emanzipiert geschrieben, ohne dogmatisch zu sein – wunderbar! Die Autorin tänzelt auf leichtfüßige Art von einem Thema zum anderen, nahezu ohne Oberflächlichkeiten. Vor allem schreibt sie rasant witzig: Ich habe beim Lesen an vielen Stellen laut gelacht, was mir sonst selten passiert. Das Thema »Mutterschaft heute« wird von vielen verschiedenen Seiten und auf angenehm differenzierte und

tolerante Weise betrachtet – ich wünschte, ich hätte dieses Buch gelesen, als ich an meiner postpartalen Depression gelitten habe. Ildikó von Kürthy schreibt selbst über sich und das Buch: »Ich bin wie die meisten. Normal. Ich kann nur eine Sache besonders gut: darüber schreiben, wie es ist, normal zu sein.« – Das kann sie, sogar großartig: Unterhaltung vom Feinsten!

Stern, Daniel; Bruschweiler-Stern, Nadia; Freeland, Alison: *Geburt einer Mutter: Die Erfahrung, die das Leben einer Frau für immer verändert.* Piper Taschenbuch Verlag (2002)

Vinken, Barbara: *Die deutsche Mutter. Der lange Schatten eines Mythos.* Piper Verlag (2001)
Temperamentvolle, manchmal für meinen Geschmack etwas zu tendenziöse Analyse der Geschichte des deutschen Mutterbildes vom Protestantismus zum Nationalismus bis heute, die die Unversöhnlichkeit zwischen dem Bild der modernen, unabhängigen und selbstständigen Frau und dem Mythos der Mütterlichkeit darlegt.

PRAKTISCHE RATGEBER

Weissenböck, Maria: *Mein Baby ist da. Ein Orientierungsbuch für Mütter.* Walter-Verlag (1999, nur noch über Antiquariat erhältlich)*
Ein »Orientierungsbuch für Mütter«, aus dem so viel angenehme Entspanntheit, Lebensweisheit, Bodenständigkeit, Toleranz und positives Denken sprechen, dass es aus dem Wust der sonstigen oft dogmatisierenden Ratgeber hervorsticht, für die es nur noch Probleme – Schlafprobleme, Stillprobleme, Bindungsprobleme – zu geben scheint. Dr. Maria Weissenböck, Psychologin und Psychotherapeutin, hat sich auf die Behandlung von Schwangeren, jungen Müttern mit oder ohne postpartale Depression, Kindern und Jugendlichen spezialisiert. Sie ist selbst Mutter von vier Kindern und schöpft in diesem Buch nicht nur aus ihrem professionellen Wissen, sondern auch aus ihren Lebenserfahrungen mit ihren eigenen Kindern. Sie hebt die schönen Seiten des Mutterwerdens und Mutterseins hervor, ohne die dunklen zu verschweigen, und plädiert immer wieder für flexible Lösungen, die nicht nur auf das

Baby zurechtgeschnitten sind, sondern auch Rücksicht nehmen auf die Bedürfnisse der Eltern. Ich wünschte, ich hätte dieses Buch vor der Geburt meiner Kinder gelesen – das hätte mir viel unnötigen Stress erspart und viele meiner – irrationalen – Ängste besänftigt. Absolut empfehlenswert und am besten schon während der Schwangerschaft zu lesen!

RATGEBER FÜR ANGEHÖRIGE
Johnstone, Matthew und Ainsley: *Mit dem schwarzen Hund leben. Wie Angehörige und Freunde depressiven Menschen helfen können, ohne sich dabei selbst zu verlieren.* Kunstmann Verlag (2009)*
Kompetente und angenehm humorvolle Einführung in den Umgang mit Depressionen im Allgemeinen für Angehörige, eingeteilt in die Abschnitte: »Was Ihnen vielleicht aufgefallen ist«, »Was man nicht sagen oder tun sollte«, »Was man Gutes tun und sagen kann«, »Wie man den schwarzen Hund akzeptiert« und den wichtigen Abschlussteil: »Wie man sich selbst schützen kann«. Ausdrucksstarke Bilder, prägnante Erklärungen, überzeugende Tipps – eine gelungene Einstiegslektüre.

BÜCHER FÜR KINDER
Boie, Kirsten: *Mit Kindern redet ja keiner: Reden ist wichtig.* Fischer Schatzinsel (2012)*
Realistisches und in der Kinderperspektive überzeugendes Buch zum Thema »Depressive Eltern«, das wichtige Fragen behandelt wie die Schuld- und Verantwortlichkeitsgefühle bei Kindern von depressiven Eltern, ihre Ausgrenzung durch die Umwelt und kindgerechte Aufklärung.

Eder, Sigrun; Rebhandl, Petra; Gasser, Evi: *Annikas andere Welt. Hilfe für Kinder psychisch kranker Eltern.* edition Riedenburg (2011)

Johnstone, Matthew: *Mein schwarzer Hund: Wie ich meine Depression an die Leine legte.* Antje Kunstmann Verlag (2008)*
Einfühlsam gestaltetes Bilderbuch, bei dessen Lektüre man merkt, dass der Verfasser eigene Erfahrungen mit Depressionen hat. Die

teilweise beklemmenden Bilder und Assoziationen könnten möglicherweise für manches (junge) Kind zu niederdrückend sein; mein großer Sohn hat das Buch allerdings auf eigenen Wunsch interessiert und ohne mit der Wimper zu zucken gelesen.
Siehe auch die Website zum Buch: http://ihadablackdog.blogspot.co.at/

Mosch, Erdmute: *Mamas Monster: Was ist nur mit Mama los?* Balance Buch + Medien (2011)
Einfach und kindgerecht geschriebenes Bilderbuch über eine Mutter, die an einer Depression erkrankt ist. Die fünfjährige Tochter Rike merkt, dass ihre Mutter nicht mehr gerne aus dem Bett aufsteht, immer verstrubbelte Haare hat, schlecht schläft und nur noch selten lacht oder mit ihr kuschelt. Rike ist traurig und fragt sich besorgt, ob sie schuld am seltsamen Verhalten ihrer Mutter sei, aber die Mutter erklärt ihr, dass das Depressions-Monster sie befallen habe. Das könne man aber glücklicherweise mit Medikamenten und der Hilfe von Ärzten bekämpfen.

Einfach und klar in der Aussage, sicherlich beruhigend und tröstend für Kinder, leider aber etwas fantasielos – auch die Bilder könnten für mein Empfinden schöner sein.

Tan, Shaun: *Der rote Baum.* Carlsen Verlag (2012)*
Wunderschönes Bilderbuch von dem großen Illustrator und Geschichtenerzähler Shaun Tan, in dem es nicht speziell um Depressionen geht, das jedoch das niederdrückende und begrenzte Lebensgefühl von Depressiven in fantasievollen Bildern darstellt und am Ende eine zauberhafte Dimension der Hoffnung eröffnet.

DOKUMENTARFILM
Hornstein, Christiane; Klier, Claudia: *Auf einmal ist da ein Kind... Postpartale Depression. Erkennen und Helfen.* W. Kohlhammer GmbH (2005).
Ein Film vor allem für Hebammen, Ärzte und Psychologen.

SPIELFILM

Atef, Emily (Regie): *Das Fremde in mir* (Kinofilm 2009)*
Ein sensibler, bewegender Film, trotz des dunklen Themas mit viel Licht und ästhetischen Bildern gestaltet, still und zurückhaltend, ohne moralische Werturteile und getragen von einer großartigen Hauptdarstellerin. Dennoch für mich als Betroffene zwiegespalten in der Wirkung, denn es ist eher ein Film über eine Mutter-Kind-Beziehungsstörung als einer über die postpartale Depression, was zu einer Vertiefung alter Vorurteile über die Erkrankung führen könnte. Trotzdem sehenswert!

Wagner, Petra K. (Regie): *Herbstkind* (Fernsehfilm 2012)

Informationszentren, Websites etc.

DEUTSCHLAND
Marcé-Gesellschaft Gesundheit, Versorgung und Forschung von schwangerschafts-assoziierten psychischen Erkrankungen von Frauen
www.marce-gesellschaft.de

Schatten und Licht e. V. – Selbsthilfeorganisation
www.schatten-und-licht.de/joomla

Deutsches Bündnis gegen Depression e. V.
www.buendnis-depression.de/

Hilfreich bei der Suche nach geeigneten Therapeuten:
www.psychotherapiesuche.de

ÖSTERREICH
Wiener Frauenprogramm für Gesundheit
www.frauengesundheit-wien.at/frauengesundheit/
schwangerschaft/postpartale_depression.html
www.frauengesundheit-wien.at/downloads/dokumente/factsheets/
PPD.pdf
www.frauengesundheit-wien.at/downloads/broschueren/PPD-
Broschuere-Web2012.pdf

Österreichisches Bündnis gegen Depression
www.buendnis-depression.at

Sozial Innovatives Netz (S. I. N. N.)
www.sinn-evaluation.at

SCHWEIZ
Verein postnatale Depression Schweiz
www.postnatale-depression.ch/joomla16/index.php/de

Bündnis gegen Depression Appenzell Ausserrhoden
www.buendnis-depression.ar.ch

Bündnis gegen Depression Appenzell Innerrhoden
www.buendnis-depression.ai.ch

Aktionsprogramm Psychische Gesundheit Basel
www.allesgutebasel.bs.ch

Berner Bündnis gegen Depression
www.berner-buendnis-depression.ch/index.php/de

Bündner Bündnis gegen Depressionen
www.bbgd.ch

Alliance contre la dépression Genève
http://ge.ch/dares/promotion-sante-et-prevention/accueil.html

Luzerner Bündnis gegen Depressionen
www.gesundheit.lu.ch

Solothurner Bündnis gegen Depressionen
www.solothurner-buendnis.so.ch

Bündnis gegen Depressionen St. Gallen
www.buendnis-depression.sg.ch

Psychische Gesundheit im Kanton Zug
www.psychische-gesundheit-zug.ch

FÜR KINDER VON PSYCHISCH KRANKEN ELTERN
Netz und Boden. Initiative für Kinder psychisch kranker Eltern
www.netz-und-boden.de

Online-Portal »Verrückte Kindheit«, für Kinder psychisch kranker Eltern
www.verrueckte-kindheit.at/de/meta/home

INFORMATIONEN FÜR MENSCHEN, DIE KINDER PSYCHISCH KRANKER ELTERN UNTERSTÜTZEN
Informationen zur Resilienzforschung
www.strong-kids.eu/

Kids Strengths. Kids in the Context of Mental Disorders
www.strong-kids.eu

INFORMATIONEN FÜR ELTERN ALLGEMEIN
SAFE® Sichere Ausbildung für Eltern – wertvolle Informationen auch für werdende Eltern.
www.safe-programm.de/fuer-werdende-eltern.html

Danke

Ich danke allen Frauen, die mir Einblick in ihre (Lebens-)Geschichten gewährt haben, sowie meiner Agentin, Dr. Michaela Röll, ohne deren überaus kompetente Unterstützung dieses Buch nie entstanden wäre.

Besonderen Dank an J.! Dafür, dass du bei mir bist und bleibst. Dass du DU bist und mich sein lässt, wie ICH bin.
Meine Lebensliebe.

VON EINER, DIE AUSZOG, SICH SELBST ZU FINDEN

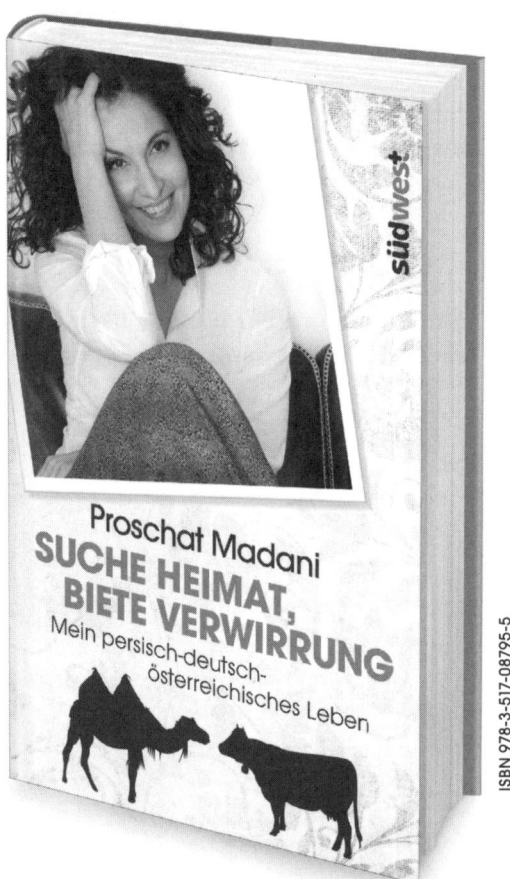

Wer bin ich? Wo gehöre ich hin? Durch ein unerwartetes Erlebnis am Filmset werden diese Fragen plötzlich brisant, und für Proschat Madani – gebürtige Iranerin, aufgewachsen in Österreich und heute in Deutschland lebend – beginnt eine schräge Odyssee auf der Suche nach Antworten. Ein Buch über das Suchen und Finden der individuellen Heimat, witzig, tiefgründig, berührend und oft einfach komisch.

Leseprobe unter
www.suedwest-verlag.de

südwest